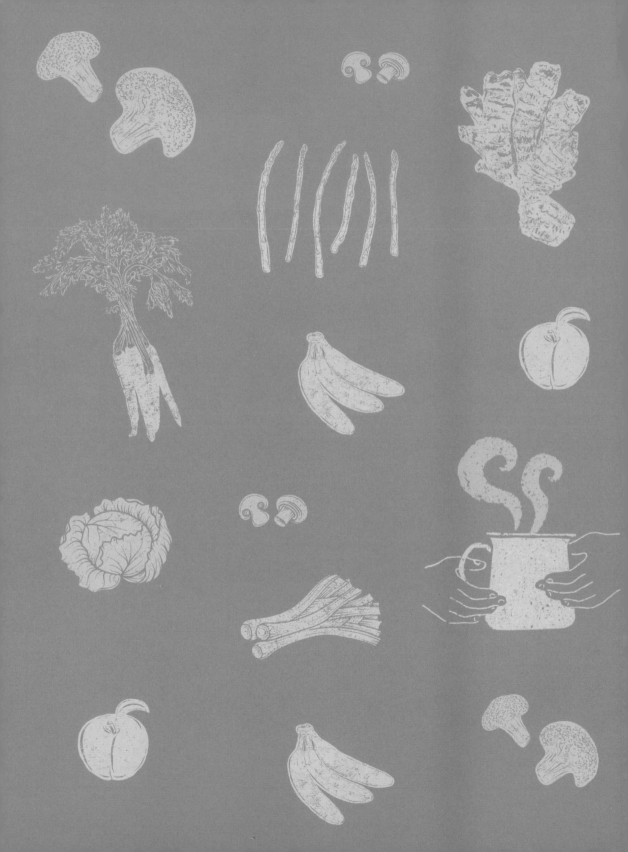

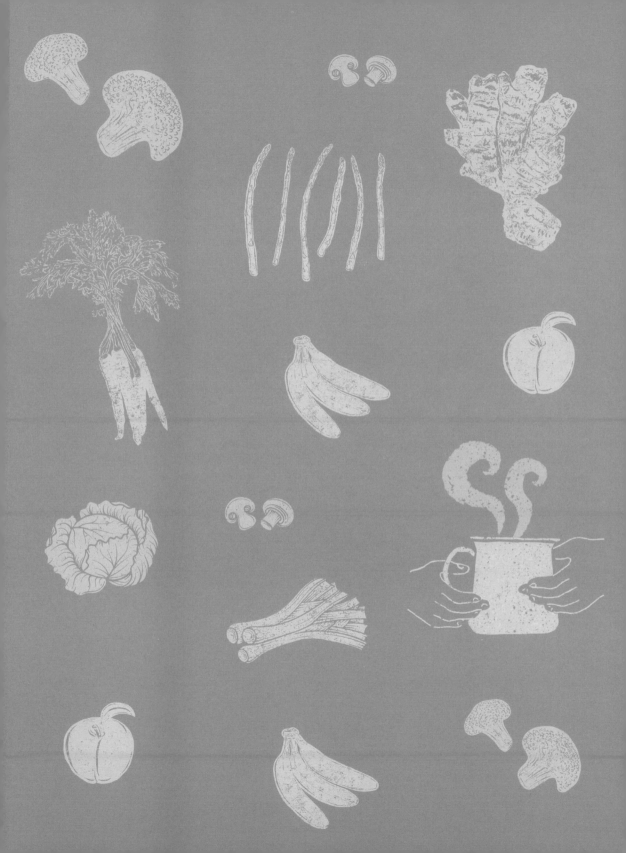

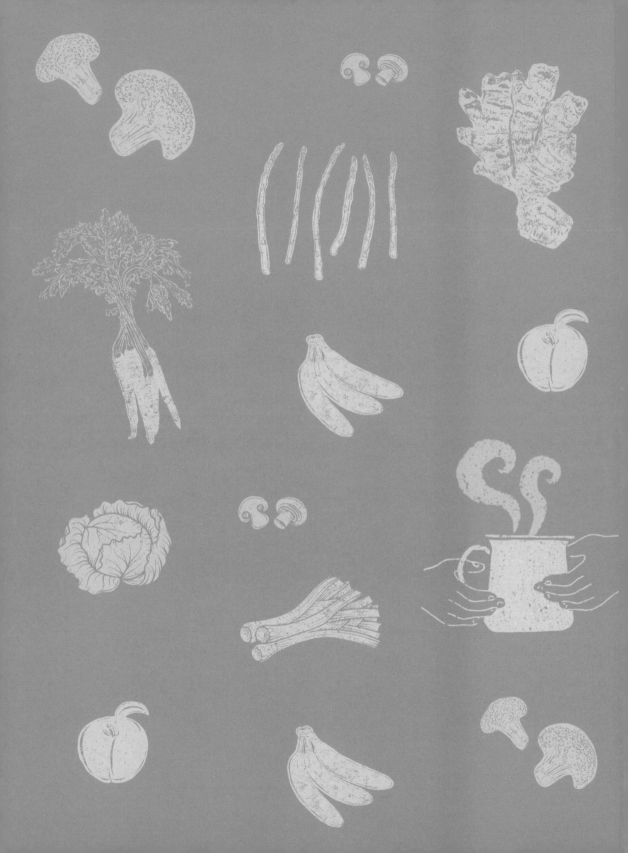

日本保健醫學權威
教你用體溫改善體質

排寒祛濕
治百病

日本保健醫學權威 石原結實 著

推薦序 體溫決定你的健康

在主流醫學的診斷觀裡，是由專業的醫師根據病人的症狀、病史，以及醫療檢測報告，比照過去流傳下來種種醫療資訊的紀錄，對人體生理或精神疾病做出病理判斷；沒有診斷，醫師就不知道要開什麼藥給病人。

單從主流醫學的角度來看，這套流行幾百年的邏輯歸納方式與系統，已經被架構得相當完整，鮮少有機會出現其他突破性的觀點。就我所知，日本的石原結實醫師，或許不是第一位發現體溫與健康之間關聯性的人，但卻是第一位大力宣導藉由提升體溫來促進健康的醫師。

體溫的升高，就是身體自癒力巧妙運作的結果，這當中是關乎到生命能否生存的廣大奧妙。西方醫聖希波克拉底曾說：「給我發燒，我能治療任何疾病。」因為他知道發燒能夠完全啟動身體的免疫系統，透過發燒，希波克拉底能夠傾聽來自身體的訊息，並加以配合輔助它的療癒，如此順應身體需求做出正確的反應，才是好的醫師，而不應該溫度一提升就一味地只想著退燒。

美國壓力管理專家提姆・路文斯丹博士（Dr. Timothy J. Lowenstein, PhD）指出，手腳的溫度變化是血液循環的反映，也

就是壓力的一個指標。其實原理很簡單，溫暖的手腳代表放鬆與舒適；冰冷的手腳則是反映出壓力。不過，並不是每一個人都一定只從溫度來顯示壓力的變化，有的人會出現頭痛、肩膀痠痛，又或許是發生胃絞痛等情況。

　　從自然醫學的立場，我們總認為治病需要注重身心靈三者之間的平衡性。體溫是身體上在有形、可以被測量到的數據，也確確實實能反映出身心之間不協調的tone調；而它值得被看重、活用的理由，也包括只要有體溫計就可以測量到體溫，幾乎任何人在家都能輕鬆做到，以維護健康的自我投資來說，透過一支體溫計來量體溫、記錄身體健康，是再經濟環保不過。

　　石原結實醫師在這本書《治百病就靠體溫！》裡，也運用了很多中醫的角度來解釋人體的寒熱性與體溫之間的關聯，相當適合我們華人來閱讀。書裡面更提供了許多隨手可得的茶飲、食譜、運動等等，非常具體多元的健康對策，因此，從不主張強制退燒的自然醫學的角度來看，這真的是一本不可多得的居家保健寶典。

　　體溫，決定你的健康。各位親愛的讀者，你今天量體溫了嗎？

加拿大自然醫學醫師　王佑驊

部落格 http://drwang.pixnet.net/blog

前言 提高體溫，
讓身體治療自己！

　　野生動物的世界裡，明明沒有醫生、護士，也沒有醫院，但我們不曾遇過因為心肌梗塞而倒地不起的黃鼠狼，或是半身不遂、步履蹣跚的狐狸，甚至沒聽說有哪隻狸貓臥病不起的。

　　野生動物們一旦生病或受傷，都是以不吃東西（斷食）或身體自然發熱的方式，運用體內原本即具備的自然痊癒力讓身體恢復健康。

　　「治療疾病」時，讓身體溫熱這件事尤其重要。根據研究報告指出：「體溫每上升1℃，免疫力就增強30％。」的確，在我們免疫系統中扮演主要角色的白血球，其噬菌力及殺菌力會隨著體溫的升高而增強。

　　按此說法，身體寒冷，也就是體溫變低，會使得免疫力變差，也就難怪百病接踵而來了。

　　事實上，癌細胞在體溫35.0℃時，增生的速度最快。相對地，體溫達到39.6℃以上時，癌細胞就死光了。

　　醫學大辭典中紀錄著，日本人的平均腋溫是36.8℃，但是現代人根本沒有人的體溫維持在36.8℃，尤其是年輕族群，幾乎全處於體溫偏低的狀態，就算是體溫較高的人也只有36.2～36.3℃，所有的人都差不多是35℃左右。

　　正是低體溫，使得免疫力變差，造成癌症、膠原病、傳染病、過敏、肥胖症……等種種疾病，或是間接成為誘因。

　　本書針對日常生活中的飲食習慣、運動、情緒控制……等方面，詳盡地描述了如何讓身體溫熱、預防疾病，甚至治癒疾病的方法。

　　衷心期盼閱讀本書的讀者，都能增進身體健康，過著與疾病無緣的生活。

醫學博士　石原醫院院長　石原結實

目錄

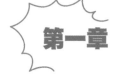

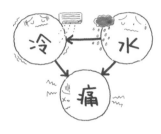

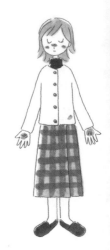
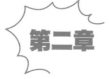

第二章 健康「吃」！別吃出大問題！ 69

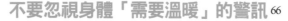

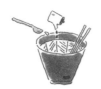
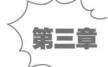

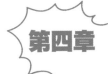

第四章　「溫熱身體」的生活習慣 127

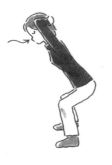

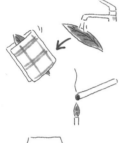

第 **1** 章

為什麼
「**體寒**」
是萬病之源？

體溫低於平均值就糟了！

量體重前先量體溫！36.5～37℃最好！

「現代人每天要先測量的，不是體重而是體溫。」

我經常對患者這麼說。因為體溫的變化，尤其是體溫偏低，常會和很多疾病產生關聯。

我們的體溫在36.5～37℃時，是身體機能運作最良好的時候。身體機能好就代表健康、免疫力也旺盛。然而，當體溫降至36.4～35.5℃之間時，就會感到身體好像到處都不太對勁。我們先看看不同的體溫，身體會呈現什麼狀態：

36.5℃──身體健康、免疫力也旺盛。

36.0℃──身體會藉由發抖來增加熱能。

35.5℃──這個狀態若一直持續，會造成排泄機能降低、自律神經失調、過敏症狀出現。

35.0℃──癌細胞最容易增生的體溫。

34.0℃──溺水的人被救起來時，生命垂危的體溫。

33.0℃──冬天山難，凍死之前開始產生幻覺時的體溫。

30.0℃──意識消失。

29.0℃──瞳孔放大。
27.0℃以下──屍體的溫度。

通常體溫每上升 1 ℃，脈搏次數約增加10次，生病發燒時，就感到脈搏加快的經歷，相信大家都曾有過。

相反地，假設脈搏次數增加，但體溫卻下降的情況會如何？用圖表來想像會比較容易了解。我們想像一條代表脈搏次數上升的直線，和一條代表體溫下降的直線，在某一點交叉；在德文中，這一點稱為死亡交叉點（TotenKreuz），代表那個人「確定死亡」。由此可見對生命而言，體溫是多麼地重要。

「體寒」正是生病的原因！

當我們的體溫在36.5℃時，不但身體健康，免疫力也很旺盛，但是一降到35.5℃，排泄機能就會下降或出現自律神經失調、過敏等症狀。若降到35℃，癌細胞就會開始增生。這就是低體溫也就是「體寒」，對我們身體所引起的諸多「不好的症狀」。

簡單來說，體溫過低會造成手腳冰冷、浮腫、肥胖、過敏、膠原病、高膽固醇血症、生理不順、生理痛、慢性疲勞症候群，以及肺炎、支氣管炎、肝炎等傳染病，也是痛風、糖尿病等疾病的原因。

　　令人擔心的是，在我測量過各種年齡層患者的體溫後，發現現在幾乎所有的人，不分男女老少，體溫都偏低。

　　尤其是30歲以下、達到平均標準值36.5℃的人反而是少數，幾乎所有人都只有36℃上下，其中也有人根本不到35℃。像這樣體溫過低的現象，不僅是年輕人，連中高年齡族群也在增加當中，那麼生病的人變多也是理所當然的。

　　就算說所有疾病都是因為體溫過低所引發的也不算誇張。連癌症的發生，都和體溫過低有很大的關係，所以有意識地讓身體保持溫熱，讓體溫上升這件事是必要的。

　　讓身體溫熱並非難事。只要養成每天的一些習慣就可以。從能做到的事情開始實踐，為了擁有不會生病的健康身體，首先就從測量體溫做起，確認自己的體溫比什麼都重要。

體質可分「陰性」「陽性」和最棒的中性

在中醫，所有事物及現象都可分為「陰」、「陽」。所謂「陽」，就是擁有乾燥、熱、收縮等特質；「陰」則是指濕潤（水）、寒、擴張等特質。

人的體質也分「陰」、「陽」，如表一所列，體質不同所容易引發的疾病也不同。一般而言，男性多數偏「陽性」體質，女性則以「陰性」體質較多。當然其中也有例外，雖是男性卻為陰性體質，如皮膚白皙、身體瘦長、眼睛大且易生白髮；女性也會

表一　陰、陽體質的特徵和易得的疾病

	陽性體質	陰性體質
特徵	男性較多。禿頭、怕熱、血壓偏高、肌肉有力、活潑、容易便祕	女性較多。白髮、手腳冰冷、血壓偏低、缺乏體力、日夜顛倒、容易腹瀉（或便祕）
易得疾病	高血壓、腦中風、心筋梗塞、便祕、牙周病、痛風、脂肪肝、糖尿病、妄想、歐美型癌症（肺、大腸、胰臟、前列腺等）	低血壓、貧血、浮腫、感冒、蛀牙　肺炎、結核、胃炎、胃潰瘍、潰瘍性大腸炎、過敏、風濕、疼痛（頭、頸、肩、腰、膝等）、憂鬱、精神病、膠原病、甲狀腺腫大、胃癌、乳癌、卵巢癌、子宮內膜癌、白血病

有陽性體質徵狀，如強壯的肌肉，臉色潮紅等。

　　一般說來，陽性體質的人肌肉會較為發達。若是天生就肌肉發達，脖子和手腳看起來會較短，即所謂的「矮壯」體型。另外，後天鍛鍊出的肌肉也歸類在陽性體質。

　　陽性體質的人身體較為溫暖，身體因為經常活動充滿活力，食慾也較為旺盛，元氣充沛。然而若飲食過度容易造成腦中風、心肌梗塞、癌症等歐美型的疾病，因而早逝的病例也不在少數。

　　相反地，陰性體質的人肌肉少，身體裡脂肪或水分較多，身體較寒涼。容易引發的疾病是頭痛、暈眩、耳鳴、心悸、非特定主訴症候群、低血壓、貧血以及胃炎、浮腫、過敏、風濕、憂鬱等等。日本陰性體質（體溫偏低）的人較多，陽性體質的人則較為稀少。

　　總之，不論哪一種體質，偏陰或偏陽都是導致疾病的原因，所以為了治療或預防疾病，盡可能讓自己的體質維持介於陽性和陰性當中的「中性」是最重要的。

測一測，自己是哪一種體質？

　　那麼你是陽性（怕熱）？還是陰性（手腳冰冷、怕冷）？首先確認一下自己究竟屬於哪種體質吧！

　　表二是體質檢查表。測量選項從「身高」直到「小便次數」共有19個，請從Ａ、Ｂ、Ｃ當中勾選最符合自己現況的描述。

不論哪一種體質，偏陰或偏陽都是導致疾病的原因，**維持「中性」是最重要的。**

表二　體質檢查表

※從A、B、C當中選擇最符合自己的描述，再參照內文說明，計算出分數總和。

	A	B	C
1. 身高	中等～矮	中等	高
2. 肌肉狀態	結實	中等	柔軟
3. 姿勢	背脊直而挺	中等	駝背
4. 臉型	圓臉	中等	長臉
5. 頭髮	量少（禿頭）	符合年齡	量多（上了年紀有白髮）
6. 頸	粗而短	中等	瘦而長
7. 眼睛	眼睛細小且單眼皮	細小的雙眼皮 大眼的單眼皮	眼睛大且雙眼皮
8. 膚色	紅～褐色	不白也不黑	白～蒼白
9. 聲音	大聲洪亮	中等	小聲輕細
10. 說話方式	快而犀利	中等	慢而沉穩
11. 行動	敏捷有自信	中等	溫吞而軟弱
12. 性格	積極、自信、樂觀、開朗	中等	消極、缺乏自信、悲觀、陰沉
13. 體溫	偏高	36.5℃左右	偏低
14. 脈搏	快	中等	慢
15. 血壓	偏高	正常範圍內	偏低
16. 食慾	旺盛	普通	食慾不振
17. 大便	粗而硬	普通	軟便或細便、常便祕
18. 小便	顏色濃	黃色	顏色淡而接近透明
19. 小便次數	一天5～6次	一天7回左右	一天8次以上 或是4次以下

　　全部選好後，A的情況以1分計算，B為0分，C則是負1分，然後將19項的得分加總。

　　總分在11分以上屬於「強烈陽性體質」；4～10分是「陽性體質」；3～負3分是「中性體質（剛剛好）」；負4～負10分是「陰性體質」；負11分以下是「強烈陰性體質」。

體寒是萬病之源！

　　人們常說「感冒是萬病之源」，「感冒」的英文是「Cold（寒冷）」，因此我們也可以說：「體寒是萬病之源」。

　　中藥當中，有效治療的藥方之一是「葛根湯」。葛根湯的成分是：葛根、麻黃、生薑、大棗、芍藥、桂枝、甘草等能夠溫暖身體的成分，服用後20分鐘左右，身體就會發熱、冒汗，能夠消解肩膀痠痛及頭痛等症狀，減輕身體不適。

　　另外，用來治療腹瀉、濕疹及蕁麻疹等也經常有效。

　　中醫書籍中記載，葛根湯能夠有效緩解的病症，除了感冒之外，還對支氣管炎、肺炎、扁桃腺炎、結膜炎、淚囊炎、耳下腺炎、口內炎、乳腺炎、中耳炎、蓄膿症、麻疹、水痘、頸部淋巴結炎、肩膀痠痛、五十肩、風濕、蕁麻疹、皮膚化膿、高血壓、痢疾、夜尿症等疾病也具有療效。

　　換句話說，只要讓身體溫熱起來，就能治癒這麼多種疾病。健康的關鍵就在於「讓身體溫熱」。

人不耐寒冷是天生的！

　　人類不像動物身上覆有毛皮，因此推測最早的人類出現在熱

帶地區。人類雖然有可以對抗暑熱的體溫調節器官，卻缺乏抗寒的特別機能，以至於容易發冷，可想而知一著涼就容易引發各種疾病。

譬如說，一到冬天，感冒、肺炎、中風、心肌梗塞、高血壓等循環系統生病的患者就會增加。此外，癌症、腎臟病、糖尿病、膠原病等疾病的死亡率，幾乎都會在寒冷季節裡上升。

另外，一天當中外界氣溫及體溫最低的半夜三至五點時段，也是人們死亡率最高的時間。在這個時間點，氣喘或異位性皮膚炎發癢都會變嚴重。

原因是在平常的體溫下能夠正常代謝、燃燒的營養物質及代謝廢物的處理變得不順暢，血液裡產生了剩餘物質及代謝廢物開始汙染血液。

此外，即使是健康的人，早上剛起床的一、兩個鐘頭，也容易感到身體沉重，易陷入發呆等無緣由的狀況，尤其低血壓或憂鬱症的患者更是如此。但是到了下午，情況會漸漸好轉，隨著天色開始變暗，精神也變好，這種「夜貓子」族群不在少數。

這種現象，全和體溫變化有很大的關係。天剛亮時原本最低的體溫，會漸漸開始升高直到下午五點左右。通常我們的體溫在下午兩點到八點左右升到最高，一天當中最低體溫和最高體溫也會相差達 1℃。

我們的身體之所以會隨著熱度而運作，是因為體溫對人的健康和生命而言，可說是最重要的因素。

體寒甚至會引發癌症！

為什麼剛出生的嬰兒會被叫做「紅囝仔」？❶

這是因為剛出生的嬰兒，紅血球較多、體溫也高，身體表面紅通通的，所以嬰兒被叫做「紅囝仔」。當年紀增長，白頭髮開始變多、罹患白內障或皮膚出現白斑等，當身上的「白」愈來愈醒目，也就是離大限之日愈來愈接近的時刻。

就像雪是白色一樣，「白」是寒冷的色系。就像將水放進冷凍庫會變成冰一樣，地球上的生物在寒冷的地方手會凍僵，遇冷會變硬。

人的身體也是相同的。嬰兒因為體溫高所以皮膚和身體都很柔軟，年紀一大，皮膚開始變粗糙，舉止動作也變得不靈活，全身較僵硬。

其中的原因是體溫變低了。體溫一低，皮膚、肌肉、骨頭都變硬，內臟也無法倖免。因為動作變得生硬，內臟也隨之變硬，所以動脈硬化、心肌梗塞、腦中風等，都是和「硬、阻塞」相關的疾病。

癌症也不例外。癌症的「癌」字，部首是「疒（病部）」當中的「嵒」則是岩石的意思。可以說癌症就是「硬化的疾病」。

注❶ 日語的嬰兒寫作「赤ちゃん」，「赤」是紅色的意思，和台語中稱呼嬰兒為「紅囝仔」意義上有類似之處。

的確，不管是乳癌、皮膚癌，或是直接可以觸診得知的淋巴腺癌，患部都會逐漸變得堅硬。

為什麼心臟和脾臟不會罹患癌症？！

罹患癌症的主因之一是「體寒」，從頭到腳都有得癌症的可能，唯獨沒聽過「心臟癌」和「脾臟癌」，這是為什麼呢？

24小時沒休息一直在工作的心臟，是發出熱量最多的器官。人類的心臟重量大約只有體重的0.5％左右而已，但是心臟所製造散發出的熱量，卻占了全身製造的「體熱」的11％。

脾臟位於胃部左後方，重約10公克，主要負責製造淋巴細胞、單核細胞（巨噬細胞）等白血球；另一功能則是儲存紅血球，所以是偏紅色、而且溫度較高的器官。

從這一點來看，推論可能心臟和脾臟因為處在體內溫度較高的地方，所以不會產生和「寒涼」有關係的癌症。

相反地，容易致癌的器官如：胃、大腸、食道、子宮、卵巢、肺等所謂「管腔器官」，因為細胞長在外圍，內部都是中空，整體而言都是屬於溫度較低的器官。

另外，像口部、肛門等，更常接觸比體溫還低的外界，因此溫度也更低得多。

日本因癌症的死亡人數，1975年是13萬6千人，之後，雖然治療癌症的種種方法包括手術、放射線療法、化學療法、免疫療

法等都有極大的進步，但癌症的死亡人數仍然急遽攀升。2001年
已超過30萬人。

為什麼日本的癌症死亡人數會這麼多？答案就是「日本人的
體溫年年下降」。

溫熱療法擊退癌症！

癌細胞「怕熱」這一點，可以由流行病學及許多相關文章當
中證實。

較早是在1866年，德國的醫學博士發表的研究論文當中
指出：「有患者因為丹毒（由產膿鏈球菌引起的急性皮膚或黏膜炎症。
「丹」是紅色的意思。）或肺炎等感染症而引起持續高燒，因而治癒
了癌症。」

1900年代初期，紐約紀念醫院整形外科醫生的許多論文中也
指出：「無法動手術治療的惡性腫瘤患者，在感染了丹毒的38人
當中有20人痊癒。」

此外，從鏈球菌等提取混合毒素給312位無法進行手術的癌
症患者投藥，患者因發燒而痊癒的病例有134例。

日本的國立預防衛生研究所（現在的國立感染症研究所）在1978
年也發表以下實驗結果：「由人體取出的子宮癌細胞，分別給予
32～43℃的溫度變化後，和正常細胞相比，癌細胞在39.6℃以上
的情況下於10天左右全數死亡，正常細胞則不受影響。」

基於此事實，現代醫學也針對癌症進行溫熱療法（Hyperthermia 加溫療法）。

局部的溫熱療法是針對黑色素瘤（皮膚癌的一種）或骨頭、肌肉的腫瘤，使用超音波、微波、高周波等電波，在癌症部位以 42～44℃、每次40～60分鐘、一星期一、兩次的間隔，進行約五至十次的加溫。

全身的溫熱療法則是針對會轉移的癌症進行全身加溫，每次二至十小時、將溫度維持在41.5～42℃、每隔一、兩星期進行二至五次加溫。加溫方法則有「溫水浴」或「體外循環血液加溫」❷等。

溫熱療法和放射線療法併用的情況很多，對於皮膚癌等出現在體表的腫瘤確認有70％以上的效果。

像這樣，令西醫感到棘手的癌症也不耐高溫。反過來說，也可以推斷「寒涼」是形成癌症的一大原因。

三大死因的共通點是「體寒」！

日本人每年死亡總人數約90萬人，死亡原因排行第一名的是癌症（約30萬人）、第二名是心肌梗塞（約15萬人），第三名是腦梗塞（中風，約13萬人），之後第四名是肺炎，第五名是意外事故，第六名是自殺，第七名是衰老，第八名是腎衰竭（腎硬化），第九名是肝硬化，第十名是糖尿病。❸

　　從排名第一的癌症到第三的腦梗塞（中風），都是屬於「變
硬的疾病＝寒涼的疾病」，而肺炎在冬天病故死亡的案例也占大
多數，也可以說是因「寒涼」而引起的疾病。

　　除了肺炎或血管疾病等這些明顯受寒冷影響的疾病以外，
癌症、腎臟病、糖尿病等也是在冬天死亡人數最多，由此可見，
「寒涼＝體寒」，對人類的健康而言，可說是頭號敵人。

注❷ 把血液抽出體外加溫，再輸回體內，殺死癌細胞，在日本是行之有年的癌症治療
　　方式。
　❸ 2017年台灣十大死因依序是：惡性腫瘤約占28% [48,037人]、心臟疾病約占12%
　　[20,644人]、肺炎約占7.2% [12,480人]、腦血管疾病約占6.8% [11,755人]、糖
　　尿病約占5.7% [9,845人]、意外事故約占4% [6,965人]、慢性下呼吸道疾病約占
　　3.6% [6,260人]、高血壓性疾病約占3.5% [6,072人]、腎炎和腎病症候群及腎病
　　變約占3.1% [5,381人]、慢性肝病及肝硬化約占2.6% [4,554人]。

體熱是從食物和運動產生的

食物變成維持體溫的能量

到目前為止我一直在說明有關體溫太低會造成的種種疾病。

那麼，究竟讓我們身體溫暖起來的「熱」是從什麼地方產生的呢？

最基本的來源是食物。熱是由我們吃進嘴裡的食物在體內變化所產生的化學能量。

我們所攝取的醣類絕大部分是由澱粉類食物而來，經由唾液或胰液中的澱粉酶，分解成雙醣類的麥芽糖。此外，也攝取蔗糖（砂糖）或乳糖等醣類。麥芽糖、蔗糖、乳糖則分別被分解成葡萄糖，經由小腸進入血液。

食物中的蛋白質，則是經由胃液的胃白蛋酶、胰液中的胰蛋白酶分解成胺基酸，再經由小腸讓血液吸收。

脂肪（中性脂肪）是由膽汁酸鹽或胰液中的脂肪酶，分解成脂肪酸及單酸甘油。它們由小腸進入淋巴管，儲存為脂肪組織，必要時提取為血液中的脂肪酸，和蛋白質中的白蛋白結合成游離脂肪酸，然後被送到身體內各處的組織當中轉化為能量來源。

像這樣被體內吸收的醣、胺基酸、游離脂肪酸等能量基質，

它們到了各細胞中稱之為粒線體的胞器，在那裡進行三羧酸循環
（檸檬酸循環）的氧化作用而產生能量。所產生的能量則用於骨骼
肌的收縮及維持身體的活動。體內的各細胞、組織、器官活動的
結果，又產生了熱能，以維持體溫讓身體正常運作。

運動很重要！肌肉產生的體熱最多！

那麼，「體熱」是從身體什麼部位產生的呢？各部位在靜態
下的熱量產能比率如下：

骨骼肌	約22％
肝臟	約20％
腦	約18％
心臟	約11％
腎臟	約7％
皮膚	約5％
其他	約17％
上列各項總計	＝100％

依上列比率來看，靜態時各部位產生的熱量，以重量約占體
重一半的骨骼肌占比最多。

但是只有體重0.5％左右的心臟卻占了11％，從這點就可以

明白心臟產生的熱量有多大了。肝臟的重量也不到體重的2％，產生的熱量卻高達20％。

另外，非靜態狀態時，身體肌肉部位所產生的熱量比率最高，尤其是肌肉體質型的人會升高到80％左右。

以此可以推斷，**要使體溫上升、改善體寒以預防疾病，運動是多麼地重要。**

「體溫過低＝體寒」的六大原因？

我們的身體裡，既然原本就具備產生熱能的構造，為什麼現代人的體溫卻一直下降呢？

從結論來說，「體溫過低＝體寒」的原因，可以分成以下六大項目：

1. 下半身缺少肌肉
2. 壓力引起的血液循環不良
3. 冷氣的不良影響
4. 錯誤的洗澡方式
5. 服用過多藥物
6. 使體溫降低的錯誤飲食習慣

我想正在閱讀的你應該也包括了其中幾項。接下來我就針對「體寒」的六大原因一一說明：

1.下半身不活動，身體就會變冷

一運動，身體就變熱、促進排汗，是眾所周知的事情。反過

來說，運動不足、也就是肌肉運動不足，會降低體熱的產生。

　　尤其是，人的肌肉70％以上都存在腰部以下的位置。經常走路、或多做下肢運動是極為重要的。

　　有人說腳底是人的「第二個心臟」，透過下肢運動讓肌肉充分地收縮、鬆弛，流回心臟的血液也會變得更順暢。

　　全身血液循環變好的結果，能促進身體所有細胞和組織的新陳代謝，使身體的熱能上升。

　　尤其對於依賴汽車代步的現代人而言，為了使體溫上升，多做下肢運動格外重要。相對地，下肢不常活動的結果就會導致體質變得寒涼。

2.壓力過大或不動腦
　都會引起血液循環不良而體溫下降

　　現代社會充滿了壓力，被工作追著跑，人際關係又緊繃，長期無法得到良好休息的狀態下，「緊張的荷爾蒙」──腎上腺素、正腎上腺素的分泌大為增加，造成血管收縮、血液循環變差，體溫也會下降。

　　不過，從第31頁的數字我們也可以知道，由腦部產生的熱能相當多，什麼都不思考的發呆狀態，反而會造成頭部血液循環變差，降低腦部產生的熱能，而導致體溫降低。

　　因此有適度的緊張感其實對健康比較好。

這也是用腦力工作，即使很少活動身體，相當長壽的人竟不在少數，或許正是因為腦細胞活動而促使熱量產生的緣故吧！

3.都是「夏日生活型態」和冷氣惹的禍！

一到夏天，我們就開始大啖冰淇淋、啤酒、蕎麥麵（日式涼麵）等涼食來度過暑熱，是祖先傳給我們的生活智慧。另外，人的身體一到夏天，也會為了度過夏天，基礎新陳代謝自然地變慢，熱能的產生也趨於和緩。

換句話說，我們的身體本來就具備了在炎熱季節裡，讓體溫下降的生理本能和機制。

但是現在人們即使到了冬天，也在溫暖的室內吃冰冷的食物和飲料，並且視為理所當然。

換句話說，身體一整年都處在「夏天的生活型態」下，而夏天一到又會設定溫度過低的冷氣，促使身體變得更加寒涼。

如此周而復始，現代人的體溫自會持續降低了。

4.淋浴習慣招致體溫下降

近年來，年輕人洗澡都採淋浴的人似乎很多。年長的人一到夏天，也有很多人變成淋浴沖澡。這也是大多數人體溫變低的原因之一。

在浴缸裡充分浸泡身體，能讓全身血液循環順暢，促進器官和細胞的新陳代謝，使體熱上升。

另外，泡澡也能促進排汗、排尿，將多餘水分排放，更能令體溫上升。

洗澡不光是洗去身體的汗垢而已。充分浸泡身體，讓身體溫暖也極為重要。

5.藥物服用過多引起「體寒」，成為疾病的根源

藥，其實就是化學藥品（甲狀腺荷爾蒙劑除外），可說全都會造成身體溫度下降。譬如風濕之類的病症，通常會使用鎮痛劑來減輕暫時的疼痛。

但是，鎮痛劑又叫鎮痛解熱劑，幾乎所有的鎮痛劑都帶有使體溫下降的作用，服用鎮痛劑簡直就像是為了迎接「體寒」即將造成的疼痛。

這一點，中藥裡治風濕的藥——桂枝加白朮附子湯（第57頁），能促進發汗、排尿，讓體內多餘的水分排出，由於使用的藥材能讓身體溫暖，用來治療風濕可說是很適合的。

不光是鎮痛、解熱劑，幾乎所有的藥都會令體溫下降。只要想想因服用這類藥物而產生藥疹（蕁麻疹、濕疹）、嘔吐等副作用就會明白。

因為藥物使身體變得寒涼，身體的自動機制會試圖排放多餘

的水分，令身體溫暖起來，所以才會產生藥疹或嘔吐等反應。

高血壓、肝臟疾病、高膽固醇血症、膠原病等，如果只是長期服用化學藥品，體質就會變得寒涼而再導致其他疾病的發生。

6.使體溫下降的錯誤飲食習慣

吃的食物以及食用方式錯誤都會造成體溫下降，可大致分為下列四項原因：

①吃太多

你一定有過因為吃太多，突然感到非常疲累、想睡覺的時候吧！相反地，埋頭工作時即使沒吃沒喝，頭腦卻很清醒也不太會感到疲憊，反而衝勁十足。為什麼一吃了東西，突然間精神和身體都感到疲憊不堪？相信這是許多人都曾有過的疑問。

原因就是，身體為了消化食物，大量的血液被輸送到胃腸壁，導致腦部和肌肉的血液量變少了。

我們的器官是由血液來輸送所需要的營養、氧氣、水、白血球、免疫物質等。血液供應不足，就會缺乏這些要素而容易生病。相反地，當血液供應充分時，疾病就容易痊癒。

因為體內所流動的血液量是固定的，吃得過多時，血液全集中到腸胃，供應給其他器官的血液當然相對地變少。

負責產生熱能的骨骼肌、腦部、心臟的肌肉也一樣，因此當

體熱下降，就造成各種疾病發生的誘因。

　　相反地，如果少吃或甚至斷食，會讓通往腸胃的血液量變少，其他器官相對獲得的血液供應量較多，疾病也容易痊癒。

②攝取過多令身體變得寒涼的食物

　　在營養學中，富含蛋白質、維生素、礦物質的食物，被稱作「營養豐富、有益健康的食物」。而食物燃燒時產生的熱量，決定了該食物的卡路里。

　　另一方面，中醫學從2000年前，就把吃了會令身體溫熱的食物歸類為「陽性食物」、吃了會令身體變得寒涼的食物則歸類為「陰性食物」，利用食物的性質來治療疾病或調養身體。

　　這也就是說，食物的性質並不是光用卡路里就足以說明的。

　　若以陰陽性食物來看現代日本人的飲食生活，大多有攝取過多寒涼食物導致體質改變的傾向。

　　會令體質變得寒涼的食物，區分為下列幾種：

- **水分多的食物**——水、醋、茶、咖啡、可樂、果汁、牛奶、啤酒等。（參見第78～84頁。）

- **南方生產的食物**——香蕉、鳳梨、橘子、檸檬、哈密瓜、番茄、小黃瓜、西瓜、咖哩、咖啡、綠茶等。

　　原本吃這些東西就是居住在南方的人。南方生產的食物，是提供給每天都熱到受不了的人，不得不攝取這類食物讓

身體冷卻下來。

● **雪白的食物**——白砂糖、化學調味料、化學藥品等。

我想沒有人看到雪會產生很溫暖的感覺。就像臉色青白的人，體質是寒涼的一樣，有著青白色外觀的食物通常也會令體溫下降。

● **柔軟的食物**——麵包、牛油、美奶滋、鮮奶油等。

這些也是富含水分或油脂的食物。無論是水分或油脂，都帶有令體溫下降的性質。

● **生菜**——生菜顏色雪白且含有大量水分，也是會令體溫下降的食物。

以前日本人幾乎完全沒有吃生菜沙拉的習慣，蔬菜一定都經過燜煮、燒烤或熱炒，或是發酵做成醃漬物來吃。也就是說，全部經過溫熱的程序烹煮後才吃。

而且，麵包、牛油、美奶滋等西方產的食物，過去的日本人也幾乎都不吃；香蕉、鳳梨等南方產的水果因為價格高昂，也不容易到手。攝取的水分，夏天的清涼飲料也只有汽水，絕不會像現在一樣，到處都有自動販賣機、什麼時候都可以隨手取得。

像這樣飲食生活的變化，就是導致「身體寒涼＝體溫偏低」的原因。也可以說，現代人攝取過多令體質變得寒涼的食物。

③鹽分攝取不足也不行

東北地方的人，傳統上會食用鹽分較高的食物，是得自百年來祖先傳承下來的智慧。在沒有先進暖氣設備的年代，要度過東北嚴寒的冬季，能讓身體溫暖起來的鹽分就顯得十分重要。

「但是，東北的人們因為鹽分攝取過多而引起高血壓或腦中風的人，也比其他地區多，平均壽命較短不是嗎？」我想一定會有人這麼反駁。

這的確是事實，但原因並不光是鹽分攝取的問題，而是和冬天運動不足及蔬菜攝取不夠有較大的關係。

如果東北地方的人不是攝取這些高鹽分的食物的話，在因為腦中風而病倒前，可能就因體溫偏低而導致肺炎、結核、風濕、腹瀉、膠原病、精神疾病等，而使平均壽命變短。氣候較為溫暖的關西口味清淡，而較冷的關東則口味濃郁，從鹽分攝取需求的原因來解釋的話是十分合理的。

現在，因為鹽分攝取不足而腦溢血死亡的人數的確比過去少了許多，然而另一方面腦梗塞（血栓）病患增加這一點卻也不容忽視。腦梗塞以自然醫學而言是「變硬的疾病」，也就是「寒涼引起的疾病」，也可以說是鹽分不足引起的疾病。

另外，從圖一也可以清楚明白，在鹽分普遍攝取不足的今天，高血壓的患者人數仍在增加，如果鹽分是疾病的元凶，又該怎麼解釋這種現象？

含有上百種人體所需要的鐵、鋅、鎂等礦物質的
「**自然鹽**」，可以說對健康有百益而無一害。

　　原本能讓食物溫暖起來就含有很多鈉（Na）。而鈉的一大代
表就是鹽（NaCl）。如果要說鹽分對身體不好，有問題的應該是
化學合成鹽的「食鹽」；含有上百種人體所需要的鐵、鋅、鎂等
礦物質的「自然鹽」，可以說對健康有百益而無一害。

　　對鹽分攝取無法卸下恐懼的人，可以選擇促進排汗、排尿的
方式，讓體內的水分和鈉一起排出來。

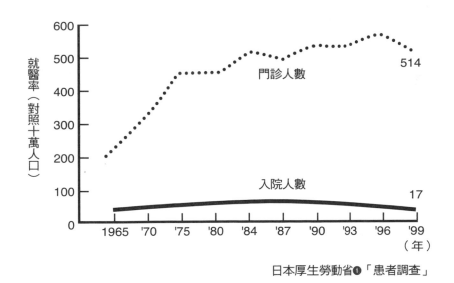

圖一　高血壓症就醫比率的年次演變

日本厚生勞動省❶「患者調查」

注❶ 日本厚生勞動省為厚生與勞動兩中央省廳合併後的組織，相當於台灣行政院勞工
　　委員會、衛生署等機關。

④ 水分攝取過多→排水比喝水重要

現在幾乎所有的醫學專家、營養學家都會提倡：「一天要喝一公升以上的水！」、「夜間若是會排尿，就要先喝等量的水把失去水分補回來」等說法，極度勸導人們多喝水。

可是，如果是打從心底想喝水的人倒無所謂，但強制不想喝水的人喝水，以中醫的角度來看則會令人產生很大的疑問。

我們可以用以下的例子來試想：不下雨會使得作物無法得到雨水滋潤而成長，但如果雨下得太大而帶來洪水，作物也會損壞。栽培作物不澆水會枯萎，但水澆得過多則會使得根部腐爛。

同樣地，我們的身體對於大氣中的水分（濕氣）過多的反應會是：不愉快的指數上升，身心都會感到不舒服。即使是對生命如此重要的水，過多也會有害。

請看圖二。小孩子睡覺著涼時，經常會拉肚子（水便）；也有人待在冷氣過強的冷氣房就會頭痛。

就像有人只要一下雨，腰痛或神經痛就會加劇一樣，「冷」、「水」和「痛」相互間有極大的關聯。

一如被雨淋濕時身體會變冷一樣，水分的攝取也會使身體變得寒涼。因此我們的身體一感到冷，就會產生「要避免生病」或是「要讓疾病痊癒」的反應，會自然地將造成身體變冷的多餘水分排出體外，讓身體暖和起來。

睡覺著涼就拉肚子、一受寒感冒就流鼻水打噴嚏、偏頭痛嚴

重時的嘔吐、重病時的盜汗、老人夜間容易頻尿等徵狀，全都是身體機制為了排出體內多餘的水分讓身體溫暖起來的反應。可以把它當作是身體為了自動痊癒所產生的一種反應。

　　若是體內水分屯積無法排出的狀態，中醫稱為「水中毒」。會發生暈眩、耳鳴等症狀的梅尼爾氏症候群或鬱血性心衰竭等症狀。

　　只要一問有風濕的人：「你是不是很喜歡喝茶或吃水果？」幾乎都會異口同聲回答：「你怎麼知道？我不管那一種都很喜歡！」

　　茶裡面含有豐富的維生素Ｃ和抗氧化物質的兒茶素，水果則含有豐富的維生素、礦物質、酵素等，就某種意義而言是對健康

圖二　「冷」、「水」、「痛」的三角關係

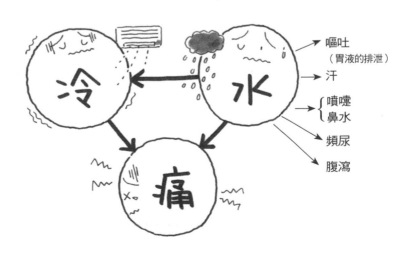

相當有益的食品，但是茶當中99.6％是水分，而水果也正如其名帶著「水」字，90％以上是由水分子構成，因此，身體不太活動的人如果攝取過多，就會造成水分過剩，也就會使身體變得寒涼而容易引發疼痛的疾病。

　　雖然攝取水分對身體是最為重要的，但那是尿液或汗水能夠充分排泄的前提下。若是在體內屯積過多，反而會造成水中毒。中醫學在2000年前就曾用「毒」字來形容水的危害了。

八○％現代人「寒涼體質」的六大典型！

「體寒」分為6個典型

有學者表示──現代人有80％以上屬於寒涼體質。

因為感覺「全身都冰冰冷冷的」，而認為自己屬於寒涼體質的人自不在話下，但因為上半身發熱或手腳發燙的人，認為自己「怕熱」，而堅信自己不是寒涼體質的人似乎很多。

但是，像這種上半身發熱或手腳發燙的人，其實也屬寒涼體質。因為「上半身發熱」就表示「下半身是寒涼的」。

附帶說一下在中醫觀念中，認為下半身是身體的基礎。發熱發燙都是因為體內的熱跑到體表，雖然皮膚表面感到發燙，但是最要緊的身體核心（下半身）卻仍是冰冷的。

尤其是女性，因為肌肉比男性少，所以虛胖、脂肪過多的人也較多，平均來說，體溫比男性低、體質寒涼的女性也多。而令女性充滿「女人味」的雌激素等女性荷爾蒙，其實也有令體溫下降的作用。

總之，因為現代人的身體長期處在寒涼狀態，而導致各種症狀。這些「體寒」依徵狀不同，可分成下列六大典型：

1.「全身性體寒」典型

2.「下半身體寒」典型

3.「體表血液循環不良」典型

4.「體寒‧燥熱」典型

5.「水分過多而體寒」典型

6.「氣寒」典型

以下再針對每一典型的特徵及傾向作詳盡說明：

1.「全身性體寒」典型

全身性體寒的人表示其全身上下的器官新陳代謝的速度較慢。因為人體所有的器官都是以「熱能」來維持它們的作用。

因此，全身性體寒的人體溫也低，容易在洗澡後著涼，更經常成為「體寒」的代表性疾病——感冒的常態性患者。當然，消化器官的作用也會相對減弱，因此常會出現食慾不振，一吃飽就想睡等症狀。

全身性體寒的人，紅血球數量較少（＝有貧血傾向）的案例很多。紅色是「溫暖的顏色」，所以體質寒涼的人缺乏紅色，容易「紅血球」不足，也就是貧血。

紅血球的功能是把吸進肺部的氧氣，輸送到全身。所以一旦貧血，易造成心悸、呼吸困難（心跳加速）等現象。另外，體質寒涼的人，膚色通常也比較白，也容易長白頭髮。

2.「下半身體寒」典型

下半身體寒的人，很多都有精神衰退、糖尿病、腎臟病、高血壓等症狀。

雖然腦部、心臟等重要的維生器官都位在上半身，但吸收食物、排泄以及成長、繁衍子孫等，讓生命能夠永遠存續的重要基本器官（腸、腎臟），都位在肚臍以下。

正如人們常說的，「老化」從下半身開始。對身體健康而言，下半身是極為重要的。**當下半身出現體寒現象、血液循環變差，器官的功能就會衰退而提前老化，性愛能力也會變差，對「生命存續」帶來很大的危機。**

這些和「生命力」有關的泌尿及生殖器官，包括腎臟、膀胱、睪丸、陰莖、子宮、卵巢等，一旦功能減退，中醫稱之為「腎虛」。

3.「體表血液循環不良」典型

全身上下的器官，都是仰賴血液輸送蛋白質、脂肪、糖分、維生素、礦物質等營養素再加上水分及氧氣，才得以各自運作而發揮功能。皮膚狀況當然也相同。換句話說，亦即體表血液循環不良的人，皮膚容易產生乾燥、粗糙、長肉刺、黑眼圈、掉髮、指甲斷裂等狀況。

4.「體寒‧燥熱」典型

臉部潮紅（發熱）、打嗝、焦躁，都是因為下半身不適往上半身衝而產生的反應。口腔炎（嘴破）和便祕發生的原因是相同，腸胃若是依照原本的正常運作由上往下活動的話，不會便祕也不會有口內炎。

若肚臍以下的下半身體溫偏低，大腸的運作（推動大便的力量）就會變弱，熱能或「氣」往上衝，因而造成便祕或口內炎。

中醫中，這個叫做「上熱下寒症」。從焦躁引起的失眠、肩膀痠痛、流鼻血、生理期失調等症狀，都是屬於上熱下寒症的一種，經常會發生在「體寒‧燥熱」典型的人身上。

5.「水分過多而體寒」典型

從第43頁中說明過的「冷、水、痛」的三角關係中可以明白，身體變得寒涼，水分的代謝就跟著變差，體內會積存過多的水分。體溫一偏低，出汗也變少，負責製造及排泄尿液的腎機能也減退，吐氣或由皮膚蒸散的水分也減少，所以水分就會全部屯積在體內的凹陷處或膨脹處（胃腸、副鼻腔、肺泡、皮下等）。

因水分過多而體寒的人，容易有疼痛、代謝變慢等現象。而為了排出體內多餘水分，會有腹瀉、心悸、心律過快、氣喘、異位性皮膚炎等病狀。

6.「氣寒」典型

從每年十一月到隔年三月間，是「憂鬱症」患者容易發病的時期。這被稱為「季節性憂鬱」，這一型的患者到了盛夏的八月，身心都會好轉。「憂鬱症」常被比喻為「心理性的感冒」，也可以算是「體寒」導致的疾病。

和「氣」有關的疾病，也就是倦怠感、食慾不振、失眠、自律神經失調等精神性疾病，居住在寒冷地區的人比居住在溫暖地區的人來得多。由此可見「體寒」也是造成精神疾病的一大主因。

只要身體溫熱，生活自然輕鬆！

被疾病纏身的患者

　　有位年約30歲的Ａ小姐和她的母親一起到我東京的診所就診。以現代醫學的觀點來說，她是位長期為不知名病症所苦，四處就醫卻無法得知病因的患者。

　　Ａ小姐明明嚴重便祕，一吃瀉藥卻導致激烈腹痛，猛拉肚子。每隔一小時就有尿意，但尿量不多。睡覺時嚴重盜汗，一整晚汗流浹背，睡衣幾乎濕透。總覺得頭痛、頭很沉重，嚴重時還會嘔吐。突然站起來就頭昏目眩，幾乎一年到頭都在耳鳴。她也因失眠而困惱了7、8年，就算吃了安眠藥也睡不安穩。眼睛容易疲勞，身體一感到冷，眼球就感到疼痛，視線變得朦朦朧朧。早上起床時手腳發麻，一走路腳跟就痛。全身起濕疹。還會全身覺得冷、關節疼痛，甚至有輕微發燒等症狀。

　　這些症狀以現代醫學觀點來看，分別要接受消化科（便祕）、泌尿科（頻尿）、腦神經外科 ❶（頭痛）、耳鼻喉科（耳鳴）、精神科及內科（失眠）、眼科（眼睛痛、視線模糊）、骨科及內科（全身關節痛）、皮膚科（濕疹）等各科診斷。至於盜汗和發燒，則需

要接受結核檢查。

　　事實上，Ａ小姐已經花了好幾年的時間，接受過一家又一家的專業醫院檢查，因為完全檢查不出病因，連醫師也束手無策，最後被診斷為「自律神經失調症」。

　　「現在雖然定期在精神科看診，怎麼都無法痊癒。難道不可能治好嗎？」Ａ小姐帶著一副快哭出來的表情問我。

　　我花了將近一個小時問診，然後問她：

　　「如果要你只挑出一項的話，你覺得最難受的症狀是什麼呢？」

　　「身體變冷讓我最痛苦。身體一冷，所有的症狀都惡化了。」她這麼回答。

　　Ａ小姐本能的反應，已經掌握了身體失調的真正原因。

找不到病因！症狀當然無法根絕！

　　Ａ小姐主訴的種種繁雜莫名的病症，其實只要用「體寒」兩個字就可以完全解釋一切了。

　　體寒症的人當中，也有和Ａ小姐一樣因為便祕而困擾不已的人。就像天冷時手腳會凍僵一樣，胃腸過於寒涼的話，運作也會變得不順暢。

注❶ 在台灣是「腦神經內科」門診。

　　像這樣的人，原本就因為「寒涼」的關係，腸胃裡屯積了過多的水分（稀薄的胃液或腸液），所以即使瀉藥的刺激非常輕微，也會引起嚴重的腹瀉或腹部疼痛。

　　頭痛、關節痛、眼睛方面的症狀，就如第43頁已清楚說明過的「冷、水、痛」三角關係一樣，因為這個疼痛是「寒涼」及「水分過多」所導致的，主訴「體寒」的Ａ小姐，當然免不了有這種症狀。

　　在中醫領域中，也認為暈眩和耳鳴的主因是出於水中毒。內耳蝸牛管中的淋巴液（水分），操控我們的平衡感覺。

　　像Ａ小姐這樣體質寒涼的人，因為「寒涼」造成身體的水分代謝（運作、排泄）變差，內耳的淋巴液（水分）也積存過多，這些過量的淋巴液，和暈眩、耳鳴有很大的關聯。這就和游泳時耳朵進水，會有悶塞感或耳鳴現象是同樣的道理。

　　另外，嘔吐也是身體為了將胃液這種水分排出體外、以便改善水中毒、暈眩、耳鳴等而產生的自然反應。

　　甚至，失眠的主因也可以說是「寒涼」造成的。這一點和在溫暖的場所可以一夜好眠，而氣溫過低就睡不安穩是同樣的道理。

　　另外，我們可以推斷，是因為身體機制自動地想去除「寒涼」引起的各類不定陳述綜合症狀，所以Ａ小姐才會有持續性的輕微發燒。

完全符合寒涼體質的特徵!!

接著我開始替 A 小姐診察。

首先做舌頭的視診。她的舌頭飽含水分（稱之為「濕舌」）而且看似稍微浮腫般的肥大，以中醫觀點，舌頭呈現這種狀態是因為體內的水分過多。

然後是腹部的觸診。從中醫觀點來看，腹部是最重要的部位。腹部被稱為「中間」❷，換句話說，腹部有「身體的中心」之意。以身體中心而言，腸、胃、肝、胰、脾、腎等器官的重要自不在話下，若是女性，還包括子宮、卵巢等重要器官。胃、腸、肝臟等消化器官，其重要性就像植物的根部。

再怎麼雄偉的樹，一旦根部潰爛了就會枯竭，人類也一樣，因為「腸胃＝根」，腸胃一弱，身體就不健康。所有的器官都是靠著熱能而運作的，腹部冰冷的話，對人的健康可想而知將有多麼大的殺傷力？

我一摸 A 小姐的腹部，果然不出所料，簡直像冰一樣的冷。而且叩診胃部之後，還聽得到啪嗒啪嗒的震水聲。這是因為有胃下垂，導致胃液大量蓄積的現象。像這樣的人，大概不光是胃，連腸道、鼻腔和肺泡等也都積了過多的水。

這正是因為在「水中毒」的狀況下，水分過多因而引起嘔吐

注❷ 日文的腹部寫成「お中」，為中間、中段之意。

（噁心）、腹瀉、流鼻水、打噴嚏、分泌清痰等身體排出水分的症狀。

溫熱療法，一星期內就能改善寒涼體質！

我研判Ａ小姐是因為體內有過多的水分布不均，造成身體發冷而引發種種綜合症狀，在告知我的診斷結果後，我要她進行下列的生活療法：

（1）一天吃兩餐陽性類的食物（第76頁），並且要充分咀嚼。另外一餐以胡蘿蔔・蘋果汁（第96頁）加上磨成泥的薑汁，也要充分咀嚼後進食。

（2）不喝茶和水，改喝薑湯（第116頁）或薑母紅茶（第120頁）、梅醬番茶（第121頁）。

（3）運動。先從走路開始，體力較佳後再開始做伏地挺身、仰臥起坐、屈膝蹲坐等肌力運動來鍛鍊肌肉。

（4）泡澡。一開始先以不會為身體帶來負擔為前提來浸泡身體即可，體力較佳後，再做半身浴。重點在促進排汗。

（5）保持「我一定會痊癒」的積極態度。投入自己的興趣——如欣賞喜歡的電影、音樂等，盡可能地投身在快樂愉悅的事情上度過每一天。

　　第二章之後我還會詳盡說明，上述這些全都是為了去除「寒涼」提高體溫的療法。

　　Ａ小姐似乎對於我所提的生活建議接受度很高，立即開始一一進行。結果，不到一個星期，不但頻尿改善了，排便也變順暢了。

　　她的頭痛和耳鳴次數逐漸減少，不久之後，盜汗情況減輕，發燒症狀也消失了。這些對她產生激勵效果，讓她更能持續地維持這樣的生活。而後久治不癒的失眠解決了，全身關節性疼痛也改善了。

　　困擾了將近十年的痛苦病症，光是讓身體熱起來，就能以驚人的速度確實地治癒了。

不同「體寒」典型，治療方法也不相同！

「全身性體寒」的人
➞ 以泡澡、運動、中藥來提高體溫

　　「全身性體寒」的人平常體溫就偏低，全身上下都感覺冰冷，看起來臉色經常是慘白的，幾乎都有貧血的傾向、體力也比較差。

　　所謂貧血，是因為紅血球數量過少，或形成紅血球顏色基礎的血紅素過於稀薄。順便一提，肌肉也是因為肌紅蛋白而看起來帶著紅色。肌肉發達的人氣色看起來紅潤，是因為肌肉也會產生體熱，所以不會變成寒涼體質。

　　一旦貧血（紅血球或血紅素過於稀少的狀態），血液從肺部輸送氧氣的功能就會降低，而出現呼吸困難、心悸、手腳冰冷、麻痺等症狀。

　　然而若全身都缺氧，容易產生食慾不振、消化器官功能減退、容易發呆、缺乏集中力（腦部功能降低）、經常性感冒或發生扁桃腺、膀胱炎等感染症（白血球功能衰退），容易長白頭髮，而且白頭髮量多。

另外，由於原本體溫就低的關係，洗澡時身體也不容易暖和起來，洗完澡容易感冒，而且全身新陳代謝速度慢，也容易有低血壓。

這一型的人不太運動，而且水分攝取過多，以致容易發生水中毒症狀（痠痛、疼痛、暈眩、耳鳴、心悸等）。

要治療「全身性體寒」，我建議方法如下：

1. 在不勉強身體的情況下盡量多走路。
2. 泡鹽巴澡、生薑澡、蒜頭澡（第135頁），讓身體充分溫暖起來。
3. 不要攝取過量水分。
4. 除了1～3，還要每天服用漢方的桂枝加白朮附子湯處方。

桂枝加白朮附子湯，是以桂枝、生薑、附子、大棗、芍藥等能夠溫熱身體的藥材，和有利尿作用的白朮、茯苓等藥材，溫暖身體去除「寒涼」，並且藉由利尿功效排出體內多餘的水分。

只要一個月左右，若切實地實行此生活療法，加上不勉強身體的程度下每天散步或舉啞鈴，排尿量就會增加，體溫也會驚人地上升。

「下半身體寒」的人
→ 以根菜類食物來恢復精力

下半身熱能極端不足，精神、體力都欠佳的人屬於「下半身體寒」的典型。

為這一型的患者做觸診，用手按壓腹部時，和肚臍以上比較起來，能夠感覺得出肚臍以下部位的反作用力非常弱。另外，貫穿腹部的腹直肌在靠近肚臍下方的部位也有異常的緊繃感。

此外，膝蓋下方的小腿肚肌肉用手一捏時，也像豆腐般軟軟的沒什麼力量。

這些都顯示了下半身力量的不足。肚臍以下的下半身，以植物來說相當於根部位置。根部不夠扎實，就不會有茁壯的枝幹或枝葉。同樣的情況，人類下半身若太虛弱，就會招致各式各樣的疾病。

想強化虛弱的下半身，要多吃根菜類食物，如牛蒡、胡蘿蔔、蓮藕、長蔥、洋蔥、芹菜、生薑、山藥等，會有很好的改善效果。

另外，我也建議下列的治療方式：

1. 多走路。洗澡前做屈膝蹲坐運動（第142頁）。

陰莖常被人比喻成「第三隻腳」，由此可知腰腿力量和精力成正比。若要強健腰腿，就得加強下半身的血液循環。

2. **養成泡澡習慣**。先是普通的泡澡，然後進行10～15分鐘
   的半身浴（第132頁）或是足浴（第133頁）。
   這種洗澡方式對於增進下半身的血液循環特別有效，可
   以改善「寒涼→精力減退」的現象。
3. **服用八味地黃丸。**
   被稱為回春良藥的中藥——八味地黃丸，它所包含的八
   種藥材當中，有五種藥材是屬於植物的「根部」。

生活療法持續兩個月後，會感到臀部以下、雙腳、陰莖、睪
丸充滿力量。夜間頻尿也沒了，排尿氣勢增強、能回復「清晨一
柱擎天」的經驗，夜裡房事也能「重振雄風」，若有老花眼的人
也有改善的可能。

「體表血液循環不良」的人
➞ 要排出多餘水分

「體表血液循環不良」的人血色不佳，皮膚沒有光澤容易乾
燥。一到冬天就口乾舌燥，手指乾裂、容易凍傷、指甲脆薄容易
斷裂，一疲倦就出現黑眼圈。頭髮也毛毛燥燥、頭皮屑多或容易
掉頭髮等。總之，整體給人一種乾乾的感覺。

因此而認為自己攝取水分不足，拚命努力喝茶喝水的人似乎
很多，卻因為攝取過多水分，而加速了體表的血液循環變差。

補充水分時，應當避免會使身體寒涼、會囤積在體內的水，例如綠茶、咖啡、果汁、清涼飲料等，而改喝能夠溫暖身體、促進利尿作用的花草茶或薑湯（第116頁）、薑母紅茶（第120頁）等。

另外還要多攝取皮膚和黏膜不可或缺的營養來源──富含維生素A的食物（海苔、裙帶菜、黑砂糖、黑芝麻、紅豆、胡蘿蔔、菠菜等）以及含鋅較多的食物（生薑、牡蠣、蝦、螃蟹、魷魚、章魚、貝類等）。

並且實行下列的治療方法：

1. **多走路。** 一天以一萬步為目標。

2. **洗完澡後在腹部和腰部貼2～3回生薑貼布**（第144頁）。
   讓身體溫暖起來、充分排汗的話，血液循環也會變好。

3. **不要淋浴，用浴缸充分泡澡。**
   尤其建議泡生薑澡（第135頁）。

4. **夏天去海水浴場，多親近太陽和海水。**
   海水浴隔天，應該會感到皮膚變得潤澤，眼睛和嘴巴的乾燥情況也有明顯改善。

5. **食用中藥裡能改善血液循環的繖形科食物**，例如當歸、川芎，以及能潤澤肌膚的地黃四物湯。

確實執行上列事項一個月後，你會明顯感覺到口乾舌燥和黑眼圈都消失了，皮膚變得有光彩。指甲變得堅固、頭髮也恢復該有的光澤。

「體寒‧燥熱」的人
→ 採取讓血氣運行順暢的飲食和泡澡

更年期特有的各種不舒服的便祕等症狀，也是「體寒‧燥熱」典型的人常有的病徵，這也是去除「體寒」就可以消解。

這個典型的人顏面潮紅，微血管也擴張而浮現。作腹部觸診時，肚臍附近就像一條分隔線，肚臍以上溫暖，肚臍以下寒涼。

下半身（肚臍以下）因為寒涼，熱能、「氣」、血全往上半身直衝，頭昏腦脹、焦慮不安、失眠、噁心、咳嗽、口腔炎、口臭、肩膀痠痛等病症全都輪番上陣。

另外，因為熱能、「氣」等「力量」往上半身運行，排便、排尿等向下運行的「力量」相對變弱，導致便祕、小便無力等症狀，這就是因為血液無法順暢地在全身循環的關係。

這種血液循環阻塞的現象，在中醫稱為「血瘀」。「瘀」就有「阻塞」的意思。推薦這一典型的患者多吃梅乾，中國古書上記載有「活血化瘀的功效」。梅乾可以做為喝茶時的點心。

此外，蘿蔔葉也能促進血液循環改善瘀血。不妨把晒乾的蘿蔔葉切一切，加在胚牙米或玄米裡煮，或加進味噌湯裡。

體寒、燥熱的治療方式如下列說明，確實地做做看吧！

1. 先和平常一樣地泡完澡後，在浴缸裡放一張小椅子坐下，進行15～20分鐘左右的半身浴，讓身體暖和起來。也可

以做足浴。

2. **下腹部和腰部下方貼生薑貼布**（第144頁）。

3. **除了走路外，一天做2～3回屈膝蹲坐運動**（第142頁）。

屈膝蹲坐運動在洗澡前進行更有效果。如果體力夠了，不妨接著挑戰慢跑、網球、體操、游泳等運動。

養成習慣後，首先排便可以通暢、也能回復排尿力道，下腹部變得溫暖、身體感到暖洋洋的。同時，燥熱、焦慮、失眠也能消解，咳嗽、噁心、肩膀痠痛的症狀也能逐漸減輕。

萬一無法完全執行上述方法的人，可以服用中藥做為輔助。有「血瘀」症狀但缺乏體力、膚色白而體型稍胖的人可服用當歸芍藥散；體力中等的人服用桂枝茯苓丸；燥熱嚴重伴隨不安、失眠、焦慮的人，則服用加味逍遙散，都能產生良好的效果。

「水分過多而體寒」的人
→ 要排出體內囤積的水分

「水分過多而體寒」典型的人，要從「不積存水分」及「排除水分」兩方面來做起。

如先前所說，這一型當中很多人會出現心律不整、頻脈、暈眩等梅尼爾氏症候群的病徵。在中醫稱為水中毒。看到「水中毒」的字眼或許會覺得是什麼恐怖的疾病。

　　但其實簡單說來，這就是身體的自然機制：為了自動恢復健
康而拚命想把體內積存過多的水分排出體外而引起的症狀。譬如
說氣喘會有稀薄如水的痰；異位性皮膚炎會產生濕疹；花粉症引
起打噴嚏或流鼻水等，在中醫裡都被視為水中毒。

　　患有這些症狀的病患常會訴苦「在醫院老是治不好！」那是
因為，西洋醫學的治療方法是──用藥物抑制身體想排出水分的
反應。

　　但是，對於這一型的人，讓身體把「囤積的水」順其自然地
趕出體外，使血液裡的代謝廢物排出，比什麼都來得重要。

　　這個典型的人應該經常多攝取對皮膚病極具療效的鋅以及韭
菜、胡蘿蔔、蔥、洋蔥等抗過敏食物，還有能促進新陳代謝、含
碘的海藻類。

　　此外，以泡澡及適度運動促進排汗的同時，也可以搭配有利
尿作用的漢方。

　　其他的治療方法如下：

1. 泡鹽巴澡或生薑澡（第135頁）**讓身體暖和。**
　　天然鹽當中含有的礦物質、生薑中含有的鋅都能增進皮膚
　　病的治療療效，讓身體有效的溫暖起來。

2. 以中藥裡的「越婢加朮附湯」來治療。
　　這個處方含有麻黃、附子、生薑、大棗等能夠溫熱身體的
　　藥材、具利尿作用的白朮，以及有消炎作用的石膏。

這個藥方能夠把造成過敏原因的「冷」和「水」去除，是相當適當的處方。

3. 少吃一點，多走路多運動，並以泡澡讓體溫上升。

依照上述的生活療法去做，首先排尿的改善幅度絕對會令人感到驚訝，排便也可以每天都通暢，身心都會感到輕鬆起來。有些人可能會排出混著膿、惡臭的體液，大約持續一個月左右、全身皮膚也可能產生紅紅、黑黑的疱，但這些疱會逐漸乾燥、消退之後，疼痛就會跟著減輕了。

針對「氣寒」的人
➞ 吃陽性食物、冥想訓練有效！

有句話說「病由氣生」，倦怠感、憂鬱、失眠等精神疾病徵狀，可以說都是「氣寒」而引起的。

診察這一型的患者時，可以清楚看到肚臍上方腹部大動脈的跳動，這是失眠、不安、缺乏體力的身體訊號。

重要的是，「氣寒」的人，腹部整個就像冰一樣的冷。

此外，肺部和支氣管沒什麼特別異樣，卻老是覺得似乎有梅子核卡在喉頭般的異樣不適感，整天咳個不停的人也不在少數。這在中醫被稱為「梅核氣」（現代醫學稱為臆球症，GlobusHystericus），是氣鬱現象出現時重要的徵狀。

　　「氣寒」典型的人，要徹底地以陽性食物為主，並且多攝取生薑或紫蘇葉等具有「行氣開鬱作用」（舒解鬱氣，讓心神舒暢）的食物。

　　生活習慣則依照下列各項要點執行：

1. 以一天一萬步為目標，盡量多走路。

2. 泡生薑澡（第135頁）。

3. 投入有興趣的事物，保持心神愉快。

4. 每天做20～30分鐘的冥想訓練。

　　想像一個自己最喜歡的地方，譬如說曾和朋友或家人一起去旅行的地點等。愉悅的冥想會促進腦部分泌一種和麻藥類似、稱做 β -腦內啡（endorphin）的物質。因此冥想會讓血液循環變順暢、身體變得溫暖，甚至憂鬱病都可能獲得改善。

5. 服用含有紫蘇葉及生薑成分的半夏厚朴湯。

　　以上所建議的各種生活療法，若能每天確實執行，喉頭的異樣感、咳嗽、全身倦怠等症狀都能改善，尤其是雙腳會感到溫暖而舒適。再者，「悶悶不樂、失眠」等精神症狀也能獲得改善。

不要忽視身體「需要溫暖」的警訊

「體寒」的三大徵狀

「腹部冰冷」、「大量冒汗」、「身體浮腫」是「體寒」的三大警訊。

「我不可能是體寒症。反倒是怕熱得很呢！」說這種話的人，其實多是體寒症的人。即使「手腳發熱」的人，經過觸診發現腹部十分冰冷的也大有人在，所以說「體寒症＝低體溫」，指的是體溫高低而非對溫度的反應。

經常大量冒汗的人也有可能是體寒症。中醫裡，容易出汗的體質被歸類為「虛症」（體力不佳）。莫名的大量冒汗正是因為體內水分過多的關係。真正的汗應該是在充分運動過後流出的。稍微動一下就汗流浹背，或是吃個飯就大汗淋漓，這都是身體為了要排出多餘的水分而提高體溫所產生的反應。

極度緊張時的「發冷」或「冒冷汗」也是身體為了溫暖而排除水分，是對抗壓力時產生的反應。

另外，身體浮腫的人也屬體寒症。浮腫的成分來自於水。可以說容易浮腫的人，有水中毒的傾向。

注意血瘀發出的警訊

體寒症除了可以從「腹部冰冷的程度」、「出汗的量」、「身體浮腫」來判斷。另外一個判斷方法就是「血瘀」的訊號。

「體寒＝體溫偏低」的情況一發生，身體器官的細胞代謝就變差。心臟血管系統的功能也降低，血液運輸產生阻塞現象。這在中醫稱之為「血瘀」，會有如圖三的現象。

而且，伴隨這些外顯症狀，甚至會產生肩膀痠痛、頭痛、暈眩、耳鳴、心悸、呼吸急促、神經痛等自覺症狀。

放任血瘀的警訊不管的話，惡化成炎症（發炎）、腫瘤、心肌梗塞、腦中風等嚴重疾病的情況相當多，千萬別大意，要早點接受診察治療才好。

圖三　「體寒」的徵狀

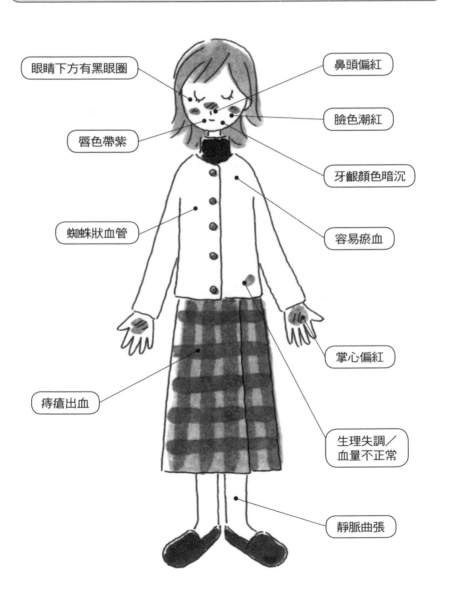

眼睛下方有黑眼圈

鼻頭偏紅

臉色潮紅

唇色帶紫

牙齦顏色暗沉

蜘蛛狀血管

容易瘀血

痔瘡出血

掌心偏紅

生理失調／血量不正常

靜脈曲張

第 **2** 章

健康「吃」！

別吃出大問題！

吃過量、吃太快，
是「體寒」的元凶！

充分咀嚼、少量飲食是消除體寒的不二法門！

對於預防及治療疾病而言，「改善體寒」及「清理因代謝廢物而混濁的血液」這兩件事的重要性，在第一章已充分說明。

這一章我就針對「食」的方面，說明讓身體溫熱的方法。

首先，為了去除「體寒」，在飲食方面有兩個重點：

● 少量並充分咀嚼。

● 充分攝取纖維豐富及有利尿作用的食物。

這兩個要點是飲食的基本原則。若無充分咀嚼，囫圇吞棗的結果，不僅會造成消化不良，而且會因為沒有得到飽足感，一不小心就因飲食過量而導致肥胖。我想大家都知道，吃得過量和肥胖是造成血液混濁的元凶。

趕走廢物，多吃能淨化身體的清道夫食物！

另外，就算不是吃得過多，一旦便祕，原本應該和大便一起排出的膽固醇、脂肪、糖等多餘物質會被身體吸收，使得血液混

濁。防止便祕也是使血液乾淨的重要條件，所以平時就要多吃海藻、豆類、胚芽、玄米、蔬菜等，攝取食物纖維以促進排便。

　　糖、脂肪等營養過剩物質、和食物一起吃進體內的化學調味料、農藥、戴奧辛、致癌物質……以上各種「有害身體健康」的物質，食物纖維能把它們和大便一起排出體外，可說是「腸內的清道夫」。

　　而且，食物纖維能使雙歧桿菌和乳酸菌增生，此類菌能改善腸內環境、產生各種維生素的作用。譬如說，胡蘿蔔或蘋果等所含的維生素 B_x（對胺基苯甲酸，PABA）就是乳酸菌的發育因子。因為有利尿作用，也可作為淨化血液之用。

　　血液中的代謝廢物會隨著汗、眼屎、鼻屎、糞便、尿、痰等排出體外，其中排出最多的是尿。換句話說，能夠利尿的食物，如紅豆、黑豆、葡萄、梨子、花草茶、紅茶等，都對淨化血液有很大的效果。

食慾不振和發燒是值得高興的事！

　　曾有某位德國醫學家直言：「世上有兩位名醫。一是發燒、一是食慾不振。」

　　感染症等發炎性病症當然不用說，膠原病、癌症、風濕、心肌梗塞等，絕大多數的疾病一開始的症狀都是發燒、食慾不振。如果說「發燒」、「食慾不振」是生病的結果，那麼生病的原因

則是相反的「寒涼」、「吃得過多」。

儘管如此，現代醫學的治療，只要一發燒就急著退燒，又以「為了補充營養」為由而讓病患吃多。這並不符合自然法則。包括日本在內的先進國家，雖然醫學進步日新月異，但各種病症和病患人數卻有增無減，這都是因為治療時違反了自然法則。

從野生動物們沒有醫院、醫生、護士照顧，但絕大部分都能身體健康、安享天年這一點來看就知道了，因為野生動物們生病時，絕不會勉強吃東西，發燒時也不會去做退燒這種蠢事。

發燒是白血球強化吞噬病菌及殺菌力的一種現象。另外，**發燒時淋巴球、NK細胞**（自然殺傷細胞）**的力量也會上升，也就是增強免疫力**。而身體會產生食慾不振的現象是為了讓腸胃休息。腸胃負責消化功能，可說「胃腸力＝生命力」，所以，**食慾不振是身體需要時間讓腸胃恢復功能，是治療疾病的自然反應**。

無論未來的醫學會出現多麼神奇驚異的治療法，我想都不可能勝過「發燒」及「食慾不振」這兩位名醫吧！

水分攝取過多反而口渴令人不可思議！

水分的「排出」比「攝取」更重要！

就如第一章曾說過的，「水」會使物體變冷。而所有的物體在降溫時都會變硬，因此水分攝取過多，容易引發中風、心肌梗塞等疾病。

「水」雖然對生命是最重要的東西，但攝取過多的話，就如中醫稱為「水中毒」現象一般，對身體有害，容易引起各種疾病。

相反地，三溫暖或泡溫泉、做運動等，充分流汗時，我們會感到全身舒暢！「全身舒暢」這種感覺在現代醫學來說，就是免疫力增強的現象。

雖然對身體而言水分極為重要，但因為在體內積存過多反而有害，所以務必記得水分的「排出」比「攝取」更重要這件事。

攝取水分，要選利尿效果好的食物

我們的身體，擔任排出鹽分和水分功能的器官是腎臟和皮

膚。因為器官也都是藉熱能在運作，所以水、綠茶、咖啡、果汁、清涼飲料等會使體溫降低的飲品，若大量飲用當然也會使腎臟和皮膚溫度降低、造成功能減退，以致妨礙水分的排出。

為了預防血栓或因其他原因，需要多攝取水分的人，應該喝能夠溫暖身體又能促進排尿的花草茶、蜂蜜紅茶、薑湯、薑母紅茶、梅醬番茶等飲品。

特別是體溫比年輕人低的老人，一到晚上隨著氣溫變低，體溫也變低，強行攝取過多水分會使身體寒涼，因此導致罹患寒涼相關疾病的機會大增，最糟的情況也許會因心肌梗塞或夜裡猝死而失去寶貴的生命。

可見「夜間頻尿」的症狀，是老年人排除體內多餘的水分、防止疾病發生的身體機制。如此看來「睡前喝水」其實是很奇怪的療法。

最速配的食物由 「陰」、「陽」來決定

分辨讓身體溫熱或寒涼的食物

營養學當中，含豐富蛋白質、維生素、礦物質的食品，就被歸類為營養食品。

但是，吃了這些食物之後，體溫會升高或降低，卻完全不被考慮。

不過實際上又是如何呢？我們吃了西瓜之後很明顯的會感到身體變涼，吃了生薑或味噌湯身體會覺得暖暖的。

在中醫學，西瓜、小黃瓜、番茄等一吃身體就會變涼的食物稱為「陰性食品」；味噌、醬油、生薑等吃了身體會變暖的東西則歸為「陽性食品」；**分辨食品的陰陽性質是增進健康及以「食療」治療疾病的一大原則。**

表三區隔出陰性、陽性及中性的三類食物，請依此表重新檢討自己的飲食吧。

表三　食物屬性分類表

陽性食品 （多為紅色、黑色；偏硬）	中性食品 （多為黃色）	陰性食品 （多為綠色、白色；偏軟）
天然鹽	紅砂糖	白砂糖
梅乾	蜂蜜	醋
蘿蔔乾等醃漬物	玄米	麵包
味噌	深色麵包	牛奶
醬油	黍	植物油
起司	南瓜	牛油
肉類	馬鈴薯	咖哩
蛋	草莓	合成食品
海產類	蘋果	清涼飲料
日本酒	櫻桃	咖啡
紅酒	葡萄	綠茶
紹興酒	梅乾	啤酒
燒酒（加熱水）	大豆	威士忌
生薑		糕點
長蔥		蛋糕
洋蔥		豆腐
韭菜		番茄
蒜頭		葉菜類
根菜類		（萵苣等）
┌ 胡蘿蔔 ┐ 　牛蒡 　蓮藕 　芋頭 └ 山藥等 ┘		熱帶、溫帶（南方的）蔬果 ┌ 小黃瓜 ┐ 　香蕉 　鳳梨 　芒果 　柿子 　檸檬 　瓜類 └ 西瓜等等 ┘
紅豆		
黑豆		
黑芝麻		
紅茶		

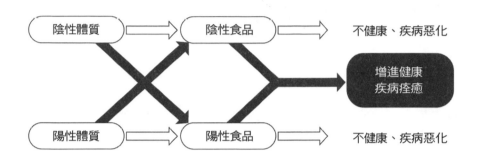

圖四　體質和食品的關係

陰性體質　⟹　陰性食品　⟹　不健康、疾病惡化

增進健康
疾病痊癒

陽性體質　⟹　陽性食品　⟹　不健康、疾病惡化

攝取和體質相反的食物

「人的體質分為陽性、陰性及位於兩者之間的中性，過度偏於陽性或陰性體質，將導致各種疾病的發生。」中醫提出了以上說法。

因此，為了疾病的預防或治療，應該要確實攝取和自己體質相反的食物，讓自己的體質盡量維持在中性。

換句話說，陰性體質的人或患有陰性疾病的人，要確實攝取陽性食物；相反的陽性體質的人或患有陽性疾病的人，充分攝取陰性物質的食物是極為重要的。

如此一來，身體趨近於中性，就能增進健康或治療疾病。

使身體溫熱的八種食物選擇基本原則

原則① 選擇顏色偏紅、黑、黃、橘色的食物

　　紅、黑、橘、黃色等暖色的食物可以溫暖身體。例如：瘦肉、魚、炒飯、米飯的鍋巴等。

　　另外，裙帶菜或海帶等蔬菜，因為顏色較深不會使體溫降低。因此，體寒的人可以把裙帶菜、蘿蔔、洋蔥，用醬油調味做成沙拉來吃。

　　以這個原則來判斷，在讓身體溫暖的效果方面，蕎麥麵會優於烏龍麵、黑糖紅糖或蜂蜜會勝過白砂糖、紅酒贏過白酒、豆沙餡的和菓子也比鮮奶油的西式點心更能使體溫升高。

　　同樣的道理，玄米勝過白米、紅豆、黑豆強過大豆、黑芝麻比白芝麻佳、深色麵包使身體溫暖的效果也大於白麵包。

　　此外，就蔬菜整體而言，根菜類（牛蒡、胡蘿蔔、蓮藕、山藥等）比葉菜類（萵苣、白菜等）顏色來得深，溫暖身體的效果也較好。

　　另一方面，就像「臉色蒼白」的人多貧血或體寒一樣，青、白、綠等「寒色系」食物，如牛奶或生菜等，會使體溫下降。

　　對於攝取過肉類（陽性食物）的民族來說，生菜（沙拉）是不

可或缺的副食品，原因除了是補充肉類所欠缺的維生素、礦物質
等，也可說是為了取得「熱」（肉類）及「冷」（生菜沙拉）之間的
平衡。

原則② 選擇北方生產的食物

一般說來，南方所產的食物具有使體溫下降的特性、北方食
物則會使身體溫暖。因為居住在南方的人每天都熱到受不了，自
然沒有道理再去攝取會使體溫升高的食物。

住在北國的人，因為冷得受不了，自然會想攝取能夠溫暖身
體的食物，這完全合乎自然法則。

從這一觀點來看，在北方生產的食物中，夏天出產的具有使
體溫下降的性質，而冬天產的食物，則具有使身體溫暖的性質。

事實上香蕉、鳳梨、芒果、番茄（原產地南美）、檸檬、橘
子、小黃瓜（原產地印度）、西瓜、咖哩（原產地印度）等都會讓身
體冷卻下來。因為吃咖哩、喝咖啡而導致胃痛，甚至引起腹瀉
（胃痛、腹瀉都是身體「寒涼」的症狀）就是最好的證明。

番茄、咖哩、咖啡等雖然都是深色的，但因為產地是來自南
方，請歸類在陰性食物之列。

相反地，蘋果、櫻桃、葡萄、梅乾等，在北方出產的食物，
則不具有使身體變得寒涼的性質。

體寒的人基本上容易喜歡上北方生產的蔬果；怕熱的人則容

易傾向柑橘類、香蕉等食物。要是體寒症的人吃多了柑橘類或香蕉等食物，就會增加因「體寒」而引起的症狀或疾病的機會。

原則③　選擇向下生長的蔬果

一般說來朝向太陽生長的植物，是因為本身性質偏冷，所以才拚命往高熱的太陽生長。因此，長得很高的香蕉或椰子等水果，都是會令體溫下降的食物。

相反地，朝太陽相反的方向生長的根菜類蔬菜，如牛蒡、胡蘿蔔、芋頭雖然是白色的蘿蔔、長蔥、洋蔥、生薑、山藥等，都是能令身體溫起來的食物。

此外，同樣是葉菜類，菠菜、小松菜（又名日本油菜）、長蔥（土壤以上的部分）等顏色深的蔬菜，能夠溫暖我們的身體；高麗菜、白菜、蔥類等葉片捲在一起的植物，也不會使體溫降低。

原則④　選擇水分少的食物

硬而較捲曲的食物，能夠溫暖身體。硬的食物含水分少是其中一個理由，基於這個理由，根菜類、瘦肉、紅糖等，比葉菜類、肥肉、白砂糖等更能溫暖身體。「柔軟」的食物，就是含水或脂肪多的食物，會使體溫降低。

另外，麥子在中醫裡也被認為具備涼性，因此以麵包為主食

的民族，傾向攝取能令身體溫暖的肉類，另外，進食油脂多的食物時，就像攝取了較多的水分時容易導致腹瀉一樣，油裡面也含有會令體溫下降的性質。

原則⑤　充分攝取動物性食物

　　一般說來，動物性食物比植物性食物能溫暖身體。生活在寒冷北極的因紐特人（Inuit，愛斯基摩人的自稱）以肉為主食，雖然幾乎很少攝取植物性食物（蔬菜等）卻很有精神。雖然這也可說是因為他們居住在無法取得植物性食物的地區，但肉類確實能溫暖身體，蔬菜基本上是降低體溫的。

　　基本上，肉類（瘦肉）、蛋、起司、魚（非油脂部份）、海產類等除了牛奶（白色且水分多）之外的動物食品，都是能溫暖身體的食物。

　　此外，海產類食物中，蝦、蟹、魷魚、章魚、貝類等比魚類更能溫暖身體，這是因為牠們比較硬（水分少）。

原則⑥　與其用醋不如用鹽調味

　　前面說過東北地方的人們，為了溫暖身體而有攝取高鹽分食物的習慣。

　　相同地，體寒的人為了保有健康也應該攝取鹽分較高的食

品。不該多攝取鹽分的是「矮胖、臉色泛紅、高血壓的老年人」之類屬陽性體質的人。

含鈉（Na）成分高的食物能使身體溫熱，其中代表性食物是鹽（NaCl）。而使體溫降低的則是含有大量鉀（K）的物質，代表食品則是醋。

原則⑦　選擇加熱後食品，起司優於牛奶

即使同樣的食物，經過加熱之後也有可能改變性質。例如：牛奶（白）＋熱→起司（黃）、綠茶（綠）＋熱（發酵）→紅茶（紅）。加熱能使食物從冷色系轉變為暖色系，由此變化可理解當中的道理。

同樣是乳製品，牛奶喝了會拉肚子，起司吃再多也若無其事；一喝綠茶肚子就轟隆隆鬧個不停，喝紅茶卻愈喝愈覺得舒服的人，我想都是因為寒涼體質在本能上選擇了適合身體的食物。

同樣道理，比起啤酒或冷酒，喜歡飲用溫熱日本清酒或紹興酒的人，通常是寒涼體質。

大體上怕熱的人都容易喜歡喝啤酒或威士忌（因為原料是麥子＝涼性食品）。

原則⑧　考慮體質與陰性、陽性疾病的飲食生活

　　到目前為止，討論了很多會溫暖身體的陽性食物和會使體溫降低的陰性食物。但是，從第76頁的表三也可以得知，食物中也有很多不屬陰性也不屬陽性，居於「中間」位置的。

　　不會使體溫上升或下降的「中性食物」，大多是介於紅、黑、橘色（陽性食品）和青、白、綠色（陰性食品）中間的顏色，也就是黃、淺茶色。想想蛋或花粉等，黃色類的物質多與生命有直接關係的，黃色的中性食物對生命及健康的重要性可想而知。

　　玄米、玄麥、玉米、甘薯、馬鈴薯、穀子、黍子、稗子、蕎麥等人類做為主食的食品，全都是黃、淺茶色，這類的中性食品，適合任何季節、任何人食用。

　　中醫的觀點認為，肉、蛋、起司、海產類、鹽分高的食物攝取過多（鈉過剩、熱過剩）而罹患陽性過剩病，如高血壓、痛風、脂肪肝、肺癌、大腸癌、胰臟癌等歐美型癌症的人，宜多攝取含鉀量高的食品，能增進健康、加速疾病的痊癒。

　　相反地，陰性過剩的體質（鉀過剩、熱能不足＝體寒）的人，因而罹患陰性過剩病，如感冒、結核、低血壓、風濕、精神病、浮腫、過敏的人，多攝取鈉以及讓身體溫暖起來的陽性食品，疾病就會痊癒。

　　由此觀點來看，**中性食品是任何體質的人都可以毫無顧忌地盡量攝取的。**

　　基本上陽性體質的人精神好、活力充沛、食慾旺盛，雖然身體健康，但容易一不小心吃得過多或攝取過多動物性和高鹽分食品，而罹患陽性疾病，很可能因此而縮短壽命。為了防患未然，也應充分攝取陰性食品。

　　只不過，罹患高血壓、血栓病（心肌梗塞、腦梗塞）、歐美型癌症、糖尿病、痛風等乍看之下應屬於過食、陽性過剩疾病的患者當中，也有人是潛伏的「隱性體寒症」。有關「隱性體寒症」，第182頁會再詳細說明。

薑是身體溫熱之王

薑讓「氣」「血」「水」流通正常

在小本的英和（英日）辭典上查「ginger（學名Zingiber＝生薑）」這個字，只能查到「生薑」一詞的翻譯。然而查大本的英和辭典，就能查到以下的說明。

「ginger（名詞）①生薑。②精神、活力、興奮、有體力（動詞）①用生薑調味。②使有活力、有朝氣；給鼓舞、激勵。」

這個說明一針見血地指出生薑的效用。用生薑做成薑湯（第116頁）、薑母紅茶（第120頁），飲用後會立即感受到身體變得溫熱、精神提振。對於因為低體溫而深受疾病困擾的現代人而言，說生薑是最棒的靈藥也不為過。

中藥已有數千年以上的歷史。在這些中藥方當中我們常做為醫療處方的約有100多種，而其中竟然有70～80％的處方含有生薑。

譬如說，治感冒有名的葛根湯、胃藥的安中散、治肝病的小柴胡湯、整腸的桂枝加芍藥湯等，全都含有生薑。

「無生薑不成漢方」，有此一說正是因為生薑含有能夠令「氣、血、水」運行順暢，增進健康的成分。

中醫認為，若是「氣、血、水」運行不佳就會引起各種疾病；而「混濁血液阻塞」稱為「瘀血」、「髒汙水分阻塞」稱為「水中毒」（或水滯）。「血、水」對身體的影響已於第一章中說明。至於「氣」又是指什麼？請看下列說明。

「氣行」順暢，就能溫熱身體

中醫中，「氣」被認為是「眼睛看不到的某種體內的運作」。中醫主張人體的氣主要有兩個來源：父母遺傳的「先天之氣」，以及自己的生命活動所產生的「後天之氣」。

另外，「後天之氣」又分為經由肺臟呼吸作用的「天之氣」，以及來自食物和水，經由胃腸進出的「地之氣」。

這個「先天之氣」與「後天之氣」合稱為「元氣」，是體內所有器官發揮作用的一切原動力。

不合乎體質的飲食、「體寒」、外傷、病原菌、壓力等都會對氣的流動產生阻礙，造成「氣瘀」。氣瘀時一開始會覺得「總是哪裡不舒暢」、「全身笨重」、「全身僵硬疼痛」、「胃悶、胃脹」、「胸口鬱悶」，嚴重時甚至會有喉嚨噎著的感覺。

這種「喉嚨有異物感」經常是憂鬱症、神經衰弱、歇斯底里等疾病的早期症狀，若是置之不理，很容易變成失眠、慢性疲勞症候群。

此外，癌症發病也常和「氣瘀」有關係，在和癌症對抗時，

「氣瘀」會形成治療的一大阻礙。

　　生薑能使「氣行」順暢，對於和氣行有關的病症（憂鬱、神經衰弱等精神疾病）非常有效。

薑竟有19大功效！

　　那麼，我們就來具體看看生薑究竟能產生什麼功效：

● 「氣行順暢」的作用
　　① 精力（也就是「氣」）的運行順暢，讓身體充滿活力。
　　② 消除鬱悶（稱為「開氣」）。
　　③ 刺激腎髓質使其分泌腎上腺素，增強體力。

● 「活血」的作用
　　① 刺激心臟、促使血管擴張、血流順暢。
　　② 溫暖身體、改善血液循環。
　　③ 改善黏液（痰等）分泌、血液混濁等現象。
　　④ 強化肝臟機能，藉由促進白血球機能等方式分解及處理體內毒素（解毒）。
　　⑤ 降低膽固醇。
　　⑥ 抑制血小板凝集、防止並改善血栓。

- ●「排出水分」的作用

    ① 促進排汗、促進體內水分的流動。

    ② 改善排尿狀況、防止體內水分滯留。

- ● 其他作用

    ① 健胃及抗潰瘍作用。

    ② 止吐作用（生薑是防止暈車嘔吐的唯一藥材）。

    ③ 促進腸胃蠕動。

    ④ 安定血壓（降低高血壓、防止低血壓）。

    ⑤ 鎮靜作用、安眠效果。

    ⑥ 去除魚腥味。

    ⑦ 抗菌、抗原蟲作用（除了傷寒桿菌、霍亂弧菌、食物中毒等殺菌作用之外，也能殺死滴蟲性陰道炎的細菌）。

    ⑧ 鎮痛作用（已有研究指出：生薑所含的薑辣素成分，比鎮痛作用有名的類固醇性消炎劑(Indomethacin) 效果更好）

薑完全沒有副作用!!

有關生薑的副作用，調查各種文獻都未發現。即使做為藥材使用的生薑，其副作用的研究報告也付之闕如。

美國FDA（食品藥品監督管理局）也是把生薑歸類為GRAS（普遍公認安全）的藥草，不須張貼警告標籤就可以在一般食品店公開販

售。由此可見生薑對身體並無不良作用。

但是，也有人喝了自製的薑湯或薑母紅茶（第116、120頁）之後，胃部產生燒灼感或對胃部過於刺激，這時用紅糖或蜂蜜加以調味就能緩和了。

如果調味後還是有相同症狀，那就稍微減量，或是酌量減少生薑的比例。

不過，有下列症狀的人，盡量不要吃生薑比較好。

· 身體很熱，身體總是發燙的人。

· 皮膚及舌頭呈異常紅色的人。

· 排汗量特別多的人。

· 發高燒（40 ℃以上）的人。

· 皮膚異常乾燥的人。

· 心律過快的人。

· 脫水症狀的人。

· 有血便的人。

嚴選食材，精挑細選能提高體溫的食物！

加熱、加鹽，把陰性食物轉化成陽性食物！

陰性體質的人想吃陰性食物的時候，就像我先前說的，用火加熱、或加鹽，就能把陰性食物轉成陽性。

- **牛奶**（白色、含水多＝寒涼）
  →加熱→**起司**（黃色、硬性＝溫暖）
- **蘿蔔**（白色、含水多＝寒涼）
  →加鹽→**蘿蔔乾**（黃色、硬性＝溫暖）
- **綠茶**（南方生產、綠色＝寒涼）
  →加熱（發酵）→**紅茶**（紅、黑色＝溫暖）

再從小黃瓜或西瓜撒鹽來吃更添美味，也有人在番茄汁裡加鹽……從這幾個習慣來看，應該更容易理解。

看清楚加速身體降溫的飲食陷阱！

第一章我也說過，現代人的體溫有逐漸下降的趨勢，因低

體溫而產生的「變硬的疾病」：如癌症、血栓＝腦梗塞或心肌梗塞、膠原病；「水的疾病」：如過敏＝氣喘、濕疹、鼻炎等；「燃燒不足的疾病」：如糖尿病、脂肪肝、高膽固醇血症等，逐漸蔓延。

雖然前面已提過，我還是把造成這些疾病的主要飲食習慣分成以下四點來說明：

① 視鹽（＝溫暖身體）為敵，過分地減少鹽分攝取。
② 盛夏以外的季節照常攝取咖啡、咖哩、香蕉、鳳梨、檸檬等南方產的食物（＝使身體寒涼）。
③ 為了預防血栓，一味地攝取水分（＝寒涼）。
④ 毫不在意食品成分，不知不覺中攝取過多含有化學物質、化學藥品的食物。

像這樣，現代飲食生活中，其實充滿了促使身體降溫的陷阱。希望大家對於平時攝取的食品成分及特性抱持關心，在把食物送進嘴巴以前，都能有嚴選食材的意識。

酒要這麼喝才會溫暖身體！

啤酒、威士忌（尤其是加冰水或加冰塊的喝法）都會使身體變得寒涼。因為原料是麥子——具有使身體變寒涼的性質。

　　但是白蘭地或紅酒等，因為是以北方產的葡萄為原料製成，因此能夠溫暖身體。其實，光看顏色就知道，紅酒比白酒更能溫暖身體。

　　紹興酒顏色深，是能和中華料理搭配的酒類。因為漢民族是北方民族，所以會攝取使身體溫暖的加酒料理，所以紹興酒也能使身體溫暖。

　　日本酒原料是米，水分約占85％（酒精大約14％），比啤酒的水分占比（約93％）較少，若是加熱飲用，溫暖身體的效用更強。

食用胡蘿蔔・蘋果汁的斷食建議

胡蘿蔔・蘋果汁的神奇效果

　　我在位於（日本）伊豆的養療所裡，讓患者只喝胡蘿蔔和蘋果做成的果汁。早、中、晚各三杯，一天喝九杯，大家在養療所內過一星期左右這樣的飲食生活，到現在已經實施18年了。

　　這段期間，超過兩萬人以上來到這裡，改善他們因為飲食過度或壓力產生的身體失調。最近有很多醫生也為了體驗這種斷食法而造訪伊豆。

　　以只食用胡蘿蔔及蘋果汁進行斷食法的過程中，不管是多麼健康的人吐出的氣都會有臭味。依體質不同，也有人會排出黑色宿便或是尿液變濃；皮膚病的人，發疹會變嚴重；也有人出現濃痰或是白帶變多等現象。

　　當「眼屎、鼻屎、大便、屎」等排泄物增多、排泄反應強的時候，反而較沒有空腹感，而是感覺食慾不振。

　　所有的排泄物都會因血液汙濁而改變其形狀，因此採用胡蘿蔔・蘋果汁的斷食法時，因為這兩種食物有清潔血液的效果，所以會產生以上狀況。

什麼都沒吃卻能讓體溫上升！

只進食胡蘿蔔‧蘋果汁的斷食期間，在測量體溫時會發現：什麼都沒吃，體溫卻反而上升。這是因為比起進食食物的能量，燃燒體內殘存的剩餘物質及代謝廢物更能順利產生體熱。

母鳥孵蛋的時候，有二至三個星期幾乎沒有進食，但是母鳥是用體熱孵卵，若是進食會使體溫升高，照理說孵蛋時期應該會比平常吃得更多才是，但實際上卻相反，我想這是基於我所闡述的道理。

總之，進食胡蘿蔔、蘋果汁的斷食期間，身體也會自動交給「食慾不振」、「發燒」兩位名醫全程問診，別說肥胖症，就連各種身體失調狀況都能產生驚人的回復效果。

這就是「物極必反」的道理，當進食過度時，為了消化、吸收，血液會集中於腸胃，產生熱能主要部分的肌肉、肝臟，往腦部運行的血液流量不足，體熱的產生也就變得不順暢。因此，進食反而會產生「體溫降低＝身體寒涼」，而形成種種疾病的原因之一。

有句「吃飯八分飽，不把醫生找；吃到十二分飽，醫院跑到腿斷掉」的俗語，從「寒涼」觀點來看的確是真理，我認為大家應該很容易明白。

輕鬆易行的 「小型斷食法」基本餐

一週一次「小型斷食」

只食用胡蘿蔔、蘋果汁的斷食法，比起只喝水的斷食法來得安全多，我的養療所到目前為止從未發生過任何意外。其中只有極少數的人會有心律過快、心悸、頭痛或是噁心的反應，但是這是斷食治療時容易發生的反應，從我們專業的經驗來判斷，並不是什麼大問題，可以馬上處理。但是為了確保安全，進行斷食法治療，還是必須在專家的指導下比較安全。

明知如此，想進行只食用胡蘿蔔、蘋果汁的斷食法，卻沒有時間到專業的場地或斷食中心的人想必也很多。針對這樣的人，我推薦以下的「小型斷食法」：

這種方法是一週一次，以胡蘿蔔‧蘋果汁為主、簡單的午餐，再搭配以和食（日式食物）為中心的晚餐，就能充分增進健康，即使期間縮短成一天，只要持續進行幾週，雖然不是正式的斷食，應該也會有很好的效果。

使身體強力溫熱起來的三餐建議

以下所舉的「小型斷食法」的基本餐，對於溫暖身體、增進並保持身體健康、預防疾病最合適。對於因為吃得過多而導致體質寒涼的現代人而言，對防範肥胖、高膽固醇血症、脂肪肝、高血壓、痛風等疾病，具有驚人的效果。

過敏（氣喘、濕疹、異位性皮膚炎、鼻炎）或腸胃病、婦女病、風濕、潰瘍性大腸炎等自體免疫性疾病，因為和「寒涼」有很大的關係，若長期持續小型斷食習慣，只要能夠治好「寒涼」的體質，原先的症狀不僅能改善，還能有效預防癌症的產生、復發或移轉。

「小型斷食法」的早、中、晚餐內容如下：

● 早餐──只喝胡蘿蔔‧蘋果汁

① 胡蘿蔔2條（約400公克）、蘋果1個（約300公克）用蔬果榨汁機（注意不是果汁機）榨約480cc（約2.5杯）的生鮮果汁，慢慢的咀嚼吞嚥。早餐只喝這一樣。如果喝了這個果汁感覺身體有點涼的話，就加上1～2杯的②「薑母紅茶」。

②「薑母紅茶」（加入紅糖或是蜂蜜，作法參考第120頁）1～2杯。對於不太喜歡喝生鮮果汁，或是一喝果汁身體就會變得寒涼的人，可以只喝薑母紅茶。總之，早餐除了這兩樣以外的食物全都不要吃。

● **中餐──蕎麥麵，或者是口味輕淡的和食。**

只要是蕎麥麵，不管冷蕎麥麵、山藥泥蕎麥麵、裙帶菜蕎麥麵，任何一種都可以，加上長蔥或芥末、七味粉等辛香料來吃。

● **晚餐──以和食為主，選擇喜歡吃的東西，仔細咀嚼。**

喜歡喝酒的人，只要不過量，適度喝點酒也沒問題。

習慣小型斷食法的飲食模式之後，若是還有空腹感、或是水分需求時也不用擔心，可以飲用薑母紅茶（可加入紅糖或蜂蜜）或是普通紅茶。

進行上列飲食生活後，同時再配合第四章介紹的運動及沐浴法，若是身體狀況還沒有改善，與其再多進食，不如持續地實行減量攝取食物及進食時更細嚼慢嚥等方式。

同時，也可以在患部貼生薑貼布（第144頁），配合症狀飲用梅醬番茶（第121頁）、蛋黃汁（第125頁）等能夠令身體溫暖的飲品。

小型斷食與預防、改善百病息息相關

早餐的英文是breakfast，這個字是「break（停止）、fast（斷食）」的意思。除非吃消夜，否則身體從晚餐到隔天早上都處於

空腹狀態。不管生活多麼不規律的人，睡眠期間也是什麼都不吃。換句話說，睡眠時，即使時間很短，也是處在斷食的狀態。

有過斷食經驗的人一定知道，在經過幾天的斷食後，復食的第一餐一定是從很稀的粥糊開始，然後才是普通的粥糊，再來是粥，然後漸漸增加用餐的份量。

一復食就馬上吃正常食物，會引起嘔吐、腹瀉、腹痛，感到極不舒服的倦怠，甚至發生腸絞痛徵兆，這是因為處在休息狀態的腸胃，突然吃進食物時，腸胃無法適應的結果。

同樣地，早餐就像小型斷食後的第一餐一樣，吃不下的人沒有必要勉強。即使有食慾，罹患高膽固醇血症、糖尿病、脂肪肝、痛風等營養過剩病症的人，也是不要吃比較好。

但是，現代的醫學專家或營養學專家卻主張「早餐是一天活動的能量來源，早上為了統合身體的活動，為了提供腦部充分的營養，所以一定要吃。」究竟那一種說法才是正確的呢？

從結論來說，為了讓腦部清醒以及全身細胞的活動，早上只須補充糖分就足夠了。

這是因為腦、肌肉以及身體的所有細胞的能量來源，幾乎百分之百來自糖分，所以雖然有因為糖分不足而引起的「低血糖症狀」，卻沒有蛋白質不足的「低蛋白症狀」或是脂肪不足引起的「低脂肪症狀」。

因此，可以食用我舉例的「基本餐」。兩條胡蘿蔔及一個蘋果榨成生鮮果汁，就含有足夠的糖分、維生素、礦物質及適當的

水分。而且，即使胃在吸收消化之際，也不會對剛從睡眠時「微斷食狀態」中甦醒的腸胃造成負擔。

胡蘿蔔、蘋果汁對身體有益

　　胡蘿蔔的學名是*Daucus Carrota*，這裡的daucus，在希臘文中是「溫暖」的意思。先前所說的中醫的陰陽論當中，紅而硬的根菜類胡蘿蔔，也是歸類在能使身體溫暖的食品。

　　而且，因為它富含許多糖分，也可以在早上供應糖分、維生素或礦物質給還沒完全從睡眠狀態中甦醒的腦部和身體全身的細胞，滿足啟動一天活動的熱能與動力。

　　蘋果（學名*Malus pumila Mill*）原產在中東、高加索地區，阿拉伯民間故事裡就形容蘋果是「萬病的藥方」，英國也有「一天一蘋果，醫生遠離我」的諺語。

　　蘋果除了含有許多維生素（A、B、C群），更含有醣類、酵素、酸類（蘋果酸、檸檬酸、酒石酸）、鈉、鈣、鎂、鐵等豐富的物質。蘋果酸可以治療、淨化體內發炎現象，對於發燒病症也有解熱效果，有支氣管炎或感冒時也能發揮去痰和消炎的作用。

　　另外，蘋果所含的鉀和蘋果酸，可以活絡腸胃蠕動，有效預防便祕。另外，也被公認能對肝病、腎臟病、風濕、痛風、濕疹、肥胖、心臟病等各種疾病產生成效。

　　由此可見，為了健康，胡蘿蔔‧蘋果汁簡直就是無可挑剔的

飲品。只不過，具有能夠溫暖身體效果的胡蘿蔔和原產於北方的蘋果製成的飲品，畢竟是「果汁」，充滿了水分，因此少數人會感到「寒涼」、反胃或因「寒涼」而衍生的肩膀痠痛、頭痛等。若有這種情況，不妨減少果汁的飲用量。建議再另外飲用加入紅糖或蜂蜜的薑母紅茶。這麼一來，不僅攝取了足夠的糖分，也因為薑母紅茶能使體溫上升，而消除了上午特有的倦怠感、促進排尿、淨化血液。

　　早上沒時間榨胡蘿蔔‧蘋果汁，或是喝了果汁會感到身體寒涼的人，只喝1～2杯的薑母紅茶也可以。

「蕎麥麵午餐」營養夠又能溫暖身體

　　基本餐會建議蕎麥麵是有原因的。

　　這一頓中飯，是繼前一天晚餐之後大約18個小時的「迷你斷食」之後第一頓補給餐，因為蕎麥麵容易消化，作為第一頓補給餐不致造成腸胃負擔。

　　另外，蕎麥麵除了糖分，還含有八種必需胺基酸的優良蛋白質、維生素、礦物質，因為產地在北方又屬於深色，具有能夠溫暖身體的作用。

　　換句話說，就攝取必要養分且又要能確實溫暖身體這一點來看，蕎麥麵是非常理想的補給餐。

　　蕎麥麵加上大量長蔥或七味粉等一起吃的話，因為長蔥含

有烯丙基，以及七味粉的唐辛子含辣椒素成分，能夠促進血液循環、溫暖身體，發揮排汗作用，使血液變得更乾淨。

另外，必備的辛香料——芥末，除了有促進食慾的效果，同時也對大腸菌、葡萄球菌、綠膿菌等有抗菌效果，能夠防止食物中毒，促進整腸作用，以及預防或改善胃及十二指腸潰瘍。

溫熱的裙帶菜蕎麥麵或山藥泥蕎麥麵，效果更好。裙帶菜富含各種維生素及礦物質、以及比蔬菜更多的食物纖維，也含有能產生降壓作用或抗膽固醇的海藻酸、有抗癌作用的硒。山藥則含有具滋養作用的黏蛋白、能降低血糖的山藥多醣、消化酵素的麥芽澱粉酶（Diastase）或澱粉酶。

對身體有益無害的蕎麥麵餐，就算是中午外食的上班族，也是非常方便的食品。

晚餐儘管吃喜歡的東西

小型斷食的晚餐，只要是以和食為中心的話，盡情吃自己想吃的東西就可以了。不過，雖說「盡情的吃」，早餐是胡蘿蔔‧蘋果汁，午餐也只有吃蕎麥麵，以一天進食全部的量來估計，吃個八分飽就可以了，如果吃太多反而有害。

一般情況下，飲食一受到限制，因為沒有「吃夠了」的飽足感，經常會產生焦躁，導致反而吃得過多的反效果。但是，我所建議的基本餐，因為晚餐可以滿足口腹之慾，所以不必擔心白天

或夜裡會忍不住想吃零食及消夜。

當然，即使說不管吃什麼都可以，以「溫暖身體的食材」為中心是最基本的。另外，細嚼慢嚥也能令身體溫暖起來，千萬別忘了。

若不得已，買市面販售果汁也可以！

也許有人會說：「每一次都要自己榨生鮮果汁很麻煩！」

「胡蘿蔔‧蘋果汁斷食法」中所用的果汁，當然盡可能地要自己在家現榨現喝。

但是，非蘋果產季不容易買到蘋果的地區，或是經常出差的上班族，畢竟不可能連蔬果榨汁機也帶到飯店。這時候，飲用有機栽培的胡蘿蔔或蘋果汁也是一種方式。

若是在不是蘋果產季的夏天，用胡蘿蔔榨成果汁後也可以加入市售的罐裝100％蘋果原汁。

第 **3** 章

簡單、好吃
又能提高體溫的
料理和飲料

多攝取陽性食物，身體自然好！

　　陰性體質的人，若選擇第二章所說的陽性食品並確實進食的話，體質調整成中性後會變得更健康，也能治癒疾病。

　　相反地，陽性體質的人多攝取陰性食品，將體質調養成中性後，身體狀況也會變好。

　　但是，若高血壓、血栓症（中風、心肌梗塞）、脂肪肝、痛風、糖尿病等陽性疾病有惡化的情形，身體原本的解毒機能將衰退、體內屯積水分過多形成水中毒導致血液循環變差，體熱也相對不夠，這時不論體質如何，一定得攝取能夠讓身體溫熱的陽性食品。

十道提高體熱的料理──從紅豆昆布到鯛魚飯

　　接下來我就介紹好吃又能令身體溫熱起來的「陽性料理」。無論是哪一種都是利用隨手可得的食材，作法也很簡單，請大家務必試試看，常吃陽性食物就能永保健康！

紅豆昆布

● **材料（1人份）**

紅豆50公克／昆布適量／水600～700cc（配合昆布分量調整）／天然鹽少許

● **作法**

① 紅豆和海帶放進鍋子，水加到能夠完全浸泡紅豆和昆布的位置。

② 反覆加水，直到把紅豆煮軟。

③ 最後，依自己的喜好加天然鹽調味就完成了。

這是可以常端上飯桌的一道菜。紅豆有利尿、強心暖腸胃、通便的食材。作用。昆布能降血壓。都是食物纖維豐富、能夠溫

胡蘿蔔可樂餅

胡蘿蔔含有身體所需的維生素、礦物質、胡蘿蔔素，以及能預防癌症的維生素A、C、E，對於溫暖身體有非常好的效果。

● 材料（4人份）

胡蘿蔔200公克／金針菇50公克／紅花油（Safflower oil）1.5大匙／未精白的麵粉40公克／豆漿200cc／蛋黃1個／鹽與胡椒少許／麵衣（麵粉、攪拌好的蛋汁、麵包粉）和炸油（植物油）適量

● 作法

① 胡蘿蔔切碎，金針菇切成大約2公分的長度。

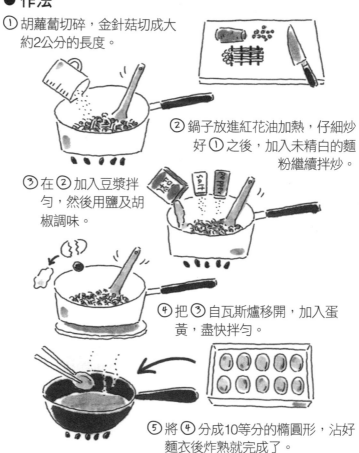

② 鍋子放進紅花油加熱，仔細炒好①之後，加入未精白的麵粉繼續拌炒。

③ 在②加入豆漿拌勻，然後用鹽及胡椒調味。

④ 把③自瓦斯爐移開，加入蛋黃，盡快拌勻。

⑤ 將④分成10等分的橢圓形，沾好麵衣後炸熟就完成了。

涼拌牛蒡

● **材料（4人份）**

牛蒡150公克／白芝麻1.5大匙／醬油2大匙／味醂1.5大匙

● **作法**

① 輕輕刮去牛蒡外皮，邊轉邊用研磨棒的尖端輕輕拍打，小心不要拍爛。

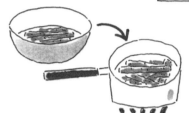

② 把①切成可以放進鍋裡的大小，加冷水去除澀味後，用大量的水燙熟。

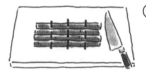

③ 把燙熟的牛蒡切成5公分左右的長度。

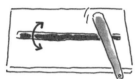

⑤ 把③放在④裡面浸泡入味就完成了。

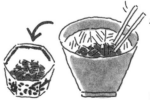

④ 芝麻炒香，放在研磨缽裡磨到約五成細，再加上醬油及味醂調味。

牛蒡炒芝麻的香味能促進食慾，很適合當做一道小菜。牛蒡的解毒作用可以將身體的代謝廢物、水分排出，對水中毒引起的皮膚病也有改善效果。

炒甘藍菜

● 材料（4人份）

小顆甘藍600公克／炸豆皮2片／麻油1.5大匙／高湯2杯／蜂蜜2小匙／醬油2.5大匙／酒1大匙／鹽少許

● 作法

① 小顆甘藍的莖葉部分留2公分，縱向剝去外皮後，呈放射狀切成6塊。

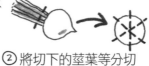

② 將切下的莖葉等分切成3公分左右的長度。

③ 炸豆皮用熱水燙過後，先對半切，再切成細絲。

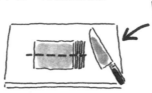

④ 麻油倒進鍋中加熱後，放入①拌炒，甘藍呈半透明狀態後再加入②和③。

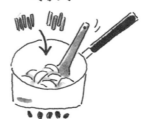

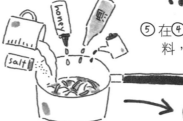

⑤ 在④裡面加入高湯、調味料，等湯汁收乾剩1／3左右時就完成了。

甘藍因為是根菜類，對身體有溫暖作用，是陰性體質（體質寒涼）的人適合常吃的食材。若要調成甜味要用蜂蜜而不要用白砂糖。

西班牙馬鈴薯煎蛋

● 材料（4人份）

馬鈴薯400公克／洋蔥100公克／蛋4個／鹽與胡椒少許／炸油（植物油）適量

● 作法

① 馬鈴薯削皮後，切成薄片。洋蔥也切成薄片。

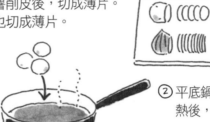

② 平底鍋倒多一點油加熱後，炸馬鈴薯。

③ ②炸好之後，將油倒出，然後加入洋蔥拌炒，並用鹽、胡椒調味。

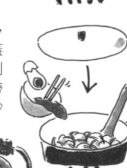

④ 打好的蛋加入③，整個拌勻，然後蓋上鍋蓋煮透。盛到盤子上可搭配裙帶菜或蘿蔔的生菜沙拉。

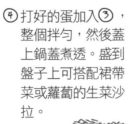

馬鈴薯是地下栽培、往橫向伸長的塊莖類，是能夠溫暖身體的標準根菜類食物。洋蔥則有促進血液循環的效果。

菠菜和胡蘿蔔葉拌胡桃

● 材料（4人份）

菠菜300公克／胡蘿蔔葉50公克／拌料（切碎的胡桃／1／4杯、薄口醬油（顏色較淺、鹽分較高）1小匙／高湯1大匙）

● 作法

① 菠菜及胡蘿蔔葉燙熟，等分切成3公分的長度。

② 研磨缽裡放進切碎的核桃，將核桃搗到出油為止。

③ ② 磨好之後，加入薄口醬油和高湯調味。

④ 在③裡加入①充分拌勻，裝盤後即完成。

有分解尿酸、促進排泄的效果。進血液循環、溫暖身體的作用，也以及胡桃所含的維生素E，都有促菠菜或胡蘿蔔葉所含的胡蘿蔔素，

炒芹菜絲

西洋芹有強壯、強肝作用，也能溶解在骨骼、血管、腎臟裡附著的尿酸沉澱物，是葉菜類中最接近陽性、能夠溫暖身體的蔬菜。

● 材料（4人份）
西洋芹200公克／小魚乾2大匙／麻油1小匙／醬油2小匙／味酥1.5小匙

● 作法
① 西洋芹斜切成薄片。

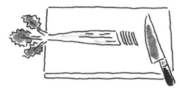

② 鍋裡倒進麻油加熱，先拌炒小魚乾，然後再加入西洋芹繼續拌炒。

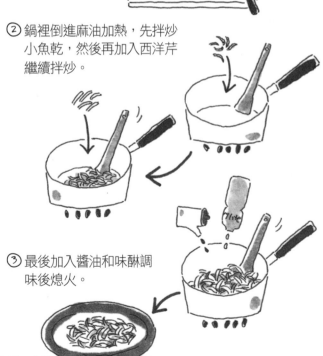

③ 最後加入醬油和味酥調味後熄火。

蜆味噌湯

● 材料（4人份）

蜆1.5杯／水4杯／乾昆布5公分／八丁味噌（注：日本愛知縣岡崎市所產的味噌。）40公克／茼蒿3棵

● 作法

① 蜆浸泡在薄鹽水直到吐沙，再清洗數次洗去黏液。

② 茼蒿稍加汆燙。

③ 蜆和乾昆布放進鍋裡，加水一起煮。等到湯沸騰、蜆開口後熄火，把蜆仔移到過濾網，鍋裡只留湯汁。

④ 在③的湯汁裡溶入味噌（以漏杓過濾八丁味噌），再次點火後加入蜆。

⑤④溫熱後盛到碗裡，把②切成一口大小，當配色加進味噌湯裡。

蜆含有促進膽汁排泄、解毒作用的牛磺酸（Taurine），更含有能提高肝機能的維生素B_{12}，能促進肝臟血液循環。和味噌一起吃效果更好。

柳川鍋

柳川鍋所用的泥鰍和牛蒡，都是偏黑色的食材。兩種搭配著一起吃，更能提升讓身體溫暖的效果。

● 材料（4人份）

泥鰍200公克／削成薄片的牛蒡1根／湯汁（高湯2杯、薄口醬油3大匙、醬油1.5大匙、三溫糖❶2大匙、酒2大匙）／蛋3個

● 作法

① 泥鰍從背部剖開，去除內臟、骨頭及頭部，用酒及水各半洗去血水。

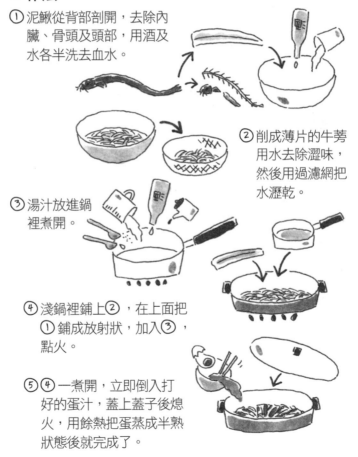

② 削成薄片的牛蒡用水去除澀味，然後用過濾網把水瀝乾。

③ 湯汁放進鍋裡煮開。

④ 淺鍋裡鋪上②，在上面把①鋪成放射狀，加入③，點火。

⑤ ④一煮開，立即倒入打好的蛋汁，蓋上蓋子後熄火，用餘熱把蛋蒸成半熟狀態後就完成了。

注❶ 三溫糖是黃砂糖的一種，為日本的特產。是以製造白糖後的糖液所製，因此色澤偏黃，具有濃烈甜味。

鯛魚飯

● 材料（4人份）

鯛魚片100公克／調味料（三溫糖1.5大匙、鹽1.5小匙）／胚牙米2杯／酒50cc／薄口醬油1大匙／鹽1/3小匙／紅生薑絲少許

● 作法

① 胚牙米稍微洗過（注意別洗得過度反而會造成營養流失），放在飯鍋裡加上適量的水、酒、薄口醬油、1/3小匙的鹽，然後開始煮。

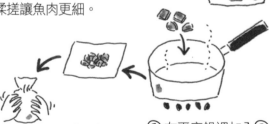

② 鯛魚任意切成小塊，用熱水汆燙後撕碎，接著把鯛魚用布包起來，再用手揉搓讓魚肉更細。

③ 在平底鍋裡加入②、調味料（三溫糖和1.5小匙的鹽），用4、5根筷子一起攪拌，變成魚鬆狀。

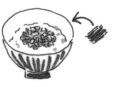

④ 把煮好的①放在碗裡，上面加上③，再加上紅生薑就完成了。

比白米含更多豐富維生素的胚牙米，添加紅色的鯛魚煮成的飯。加上紅生薑，不僅顏色好看，提升體溫的效果更佳。

十種熱呼呼的飲料——
從薑湯到蛋黃汁

以下介紹可以自己動手、作法簡單又能讓身體溫暖起來的飲料。

以陽性食品之王的生薑做為基礎、或是用蓮藕、蘿蔔等根菜類食材製成的飲料，都能讓身體由內到外整個溫暖起來。不僅口感出乎意料的順口，好喝的程度也會令人驚訝。

請務必在正餐之間、入浴後或睡前經常飲用。在上班休息時間，喝一杯加了生薑泥的薑母紅茶，應該不是件太難的事。

每天持之以恆飲用的話，一定能感到身體狀況明顯改善。不過當中也有效果較強烈的飲料，喝的方法一定要多加注意。

接下來所介紹的飲料，材料都是一次的分量。

務必記得，不論那一種飲料，都要趁熱，別放涼了才喝。

薑湯──去除「寒涼」的基本飲料

薑湯就是把老薑搗成泥後,加入熱水,再調成甜味就可以喝了,是非常簡單的飲料。

　　雖然簡單,但效果極好。體寒症、全身痠痛、頭痛、腰痛等各種疼痛,以及女性特有的生理痛、生理不順,初期感冒、腹瀉、肚子痛、胃腸病等都有效。一天大約飲用1～３次。

● 材料
老薑10公克／熱水／用來調味的紅糖、蜂蜜、梅乾等少許。

● 作法

① 將約姆指大的老薑用磨泥板
　 磨成泥,倒入濾茶網裡。

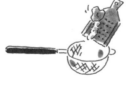

② 從①的上面加入
　 熱水,倒滿整個
　 茶杯。

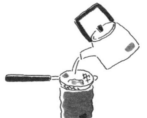

③ 依自己喜好,在②裡加
　 入紅糖、蜂蜜、梅乾等
　 調成甜味就可以喝了。

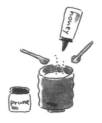

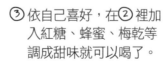

另外,在薑湯裡加入更能增強滋養強壯作用的葛粉,可以提升排汗、保濕、健胃等作用。

蔥薑湯是把薑汁、蔥花加進熱水所做成的飲料。

　長蔥、韭菜、蒜頭等味道強烈的蔬菜裡，含有一種蒜素（allicin）的成分。

　蒜素和維生素B$_1$結合時，會產生可以消除疲勞的大蒜硫胺素（Allithiamine），因此此類蔬菜被認為能強力消除疲勞及滋養強壯。

　我想很多人都會把長蔥切成蔥花加入味噌湯，當做辛辣佐料調味。也可以稍稍變化一下花樣，調成具有蔥營養的飲料。

● 材料

老薑10公克／長蔥10公克／熱水。

● 作法

① 長蔥細切成蔥花，放入茶杯。
② 老薑磨成泥狀後，用紗布包裹絞出薑汁，在① 裡加入5cc（大約10滴）。
③ 在茶杯中加入熱水到半杯左右的量，然後飲用。

蔥薑湯——建議疲憊感難以消除的人經常飲用

大蒜薑湯——適合體力不足的人飲用

具有滋養強壯、消除疲勞作用的大蒜和生薑一起煮，做成飲料。

● 材料

老薑20公克／大蒜20公克／水3杯（約500毫升）／蜂蜜少許。

● 作法

① 把剝了皮的大蒜和連皮的老薑切成薄片。

② 三杯水放進鍋裡加入①一起煮，煮到水大約剩一半時熄火。

③ 煮好的湯汁用紗布或濾茶網濾過，加入少許蜂蜜飲用。

紫蘇葉薑湯——暖胃，改善壓力造成的憂鬱

紫蘇葉，除了有溫暖身體和胃的作用之外，也和生薑一樣，具有「行氣開鬱」的作用，所以對於壓力造成的憂鬱具有改善的功效。

● 材料（1人份）

老薑10公克／青紫蘇葉2～3片／熱水。

● 作法

① 青紫蘇葉用火微烤，烤到葉子有點鬆脆的程度時，用手揉碎加入茶杯。

② 老薑磨成泥狀後，用紗布包裹絞出薑汁，加入①，約5cc（10滴左右）。

③ 在②裡加入一半的熱水後飲用。

薑母紅茶——排汗、利尿、滋養強壯的超級飲料

薑母紅茶是運用紅茶咖啡因的利尿作用，以及讓身體溫暖起來的紅色素來達到溫暖身體的效果。此外，生薑含有的薑辣素（gingerol）成分能促進排汗排尿，而調味用的紅糖也有滋養強壯作用。

體寒症、浮腫、痠痛、各種疼痛、便祕、腹瀉、高血壓、鬱悶、虛胖、心絞痛等，以及因為體寒、水中毒引起的各種症狀、疾病，薑母紅茶是能對以上症狀立即發揮療效的超級飲料，作法非常簡單。每天養成習慣喝3～6杯的話，應該可以從許多身心不協調的症狀中解脫。

● 材料

紅茶（視自己喜歡的濃度）／老薑10公克／熱水／適量紅糖或蜂蜜。

● 作法

① 先準備好熱紅茶。
② 紅茶倒入杯子裡，老薑磨成泥狀後，用紗布包裹絞出薑汁，加入5 cc左右（大約10滴）。
③ 在②裡加入紅糖或蜂蜜，調成甜味後飲用。

梅醬番茶是把梅乾（日式酸梅）的果肉和醬油一起攪拌過後，加上生薑泥、熱水做成的飲料。

　　梅醬番茶比薑湯保暖效果更強，對腹瀉、便祕、腰痛、腹鳴（肚子隆隆作響的症狀）、噁心等胃腸病能立即見效，對於體寒症、疲勞、貧血、感冒、支氣管炎及各種婦女病或疼痛也有很大的功效。

　　因為效果較強，大人一天大概喝1～2次就足夠了。給幼兒或小孩喝時，務必用熱水稀釋 4 ～ 5 倍後再飲用。

● 材料（1人份）

梅乾1個／醬油1大匙／薑汁少量／番茶❶。

● 作法

① 梅乾先去掉種子，把果肉放進茶杯後，用筷子戳爛。
② 在①裡加入醬油，充分攪拌。
③ 老薑磨成泥狀，用紗布包裹絞出薑汁，加入3～4滴在②裡面。
④ 在③裡加入熱番茶，倒滿整個茶杯後，充分攪拌後飲用。

梅
醬
番
茶
──
有
效
消
除
「
體
寒
」
造
成
的
各
種
症
狀

注❶　日本番茶是一種粗茶。將煎茶剩下的較大片的茶葉，經過高溫烘焙後所製作出來的。咖啡因含量少、價格便宜。一般平價的迴轉壽司等餐飲店常免費提供。

醬油番茶——改善疲勞、貧血等超簡單飲料

雖然只是在番茶裡加入醬油所製成的超簡單飲料，卻能對疲勞、貧血、體寒症等產生極大的功效。

出差或外食也能夠輕易做來喝，請務必記住作法。

● 材料

醬油1～2小匙／番茶。

● 作法

在茶杯裡倒進醬油，然後加入熱番茶飲用。

根菜類的蓮藕是有助於提升體熱的陽性食物。

　用蓮藕和生薑做成蓮藕茶，對於支氣管炎、扁桃腺炎伴隨而來的咳嗽、喉嚨痛很有效果。一天請以2次為基準飲用。

蓮藕茶──有助於改善咳嗽、喉嚨痛

● 材料（1人份）

蓮藕（帶皮）40公克／生薑汁少量／鹽或醬油少許／熱水。

● 作法

① 蓮藕用水洗淨，不削皮直接磨成泥，然後把蓮藕泥用紗布擰出蓮藕汁，在茶杯裡加入20cc左右。

② 老薑磨成泥，用紗布包裹擰出薑汁，在①加入5～10滴左右。

③ 在②裡加入鹽或醬油，要避免過鹹。

④ 在③裡加入熱水，稍涼之後飲用。

蘿蔔也屬於根菜類，是能夠提升體熱的陽性食品。

　　蘿蔔茶是將蘿蔔泥和生薑加進番茶，大量飲用對於有發燒的感冒及支氣管炎很有效。另外，因為肉或魚等動物性蛋白質攝取過多而導致的便祕、腹瀉，或是腹部有鼓脹感時也可以飲用。

蘿蔔茶──容易感冒及有腸胃病的人飲用

● 材料
蘿蔔（帶皮）2～3公分／生薑汁少量／醬油少許／番茶。

● 作法
① 蘿蔔磨成泥，大匙３匙加入大湯碗裡。
② 老薑磨成泥後，小匙1匙加入①中。
③ 視自己的口味，在②裡加入0.5匙～1大匙的醬油。
④ 在③的大湯碗裡把熱番茶加到滿之後飲用。

蛋黃汁對於心臟衰竭或機能衰退（浮腫、心悸、呼吸困難、心律過快）等極為有效，可說是一種強心劑。因為作用較強，所以大約２天飲用一次即可。

蛋黃汁——用蛋黃做成的「強心劑」

● 材料（1人份）

蛋（盡可能用受精卵，只使用蛋黃）１個／醬油少許。

● 作法

① 把蛋白和蛋黃分開，將蛋黃放進茶杯。
② 將約蛋黃的1/4～1/2量的醬油加入①，充分攪拌後飲用。

忙碌的人製作飲料的方法

　　以上介紹的飲料，都是可以自己在家簡單完成的，不過想必讀者當中，有對於要把生薑磨成泥感到有點吃力的老年人，或是在旅行或出差時想喝，但是想到還要帶著磨泥板就打退堂鼓的忙碌現代人。

　　因此，雖然用剛磨好的新鮮薑泥來做飲料是最好的，但是萬一真的有困難，買市面上已經磨好的現成薑泥來替代也沒關係。

　　薑母紅茶用的紅茶、梅醬番茶用的番茶，如果無法買到茶葉來泡，也可以使用市面上販售的茶包。

　　另外，加進薑母紅茶的蜂蜜，可以分裝成每次要用的份量後儲存，或是在超市買已經分裝好的。

　　請大家善加利用這一類的食材，隨時隨地都可以做出讓身體溫熱起來的飲料。

第 **4** 章

「溫熱身體」
的生活習慣

舒適的泡澡讓身心都熱呼呼

健康泡澡的七個好處

　　這一章要介紹的大家都能簡單做到的「溫熱身體生活法」。

　　首先介紹日常生活中能讓身體溫熱起來最簡單的方法——洗澡。充分浸泡身體的健康泡澡，具有以下七大效果。

①「溫熱」的血液循環效果

　　在浴缸中用熱水浸泡身體，能使血管擴張、改善血液循環，也可以提升對內臟或肌肉的供氧及增加營養補充、促進腎臟或肺部的代謝廢物排泄，如此一來自然能淨化血液、消除疲勞、預防疾病。

　　泡澡帶來的效果如表四所示，不同水溫的效果也不同。身體感到「溫溫的」是38～41℃的熱水，能夠刺激被稱為「放鬆神經」的副交感神經；感到「燙」的42℃以上的熱水，則是刺激「活動神經」的交感神經。大家可以參考表四，依照自己的身體狀況及症狀泡不同溫度的熱水澡。

表四　不同水溫的效果

	熱水（42℃以上）	溫水（38〜41℃）
自律神經	交感神經靈活	副交感神經靈活
心搏（脈搏）	變活躍	變緩慢
血壓	突然上升	不變或慢慢下降
胃腸機能	低下（胃泌分泌變少）	活躍（胃液分泌變多）
心情	緊張	輕鬆
入浴時間	10分鐘以內	20〜30分鐘
適用對象	胃潰瘍、胃酸過多的人、無法早起的人（晨浴）、需要抑制食慾的人	高血壓、失眠、壓力多的人、格雷夫斯病（凸眼性甲狀線腫）、胃腸虛弱、食慾不振的人

②「靜水壓」❶有緊縮效果─→去浮腫與寒涼

　　水深高度到肩膀部位的泡澡，水壓（靜水壓）約500公斤，是大約會讓胸圍縮小2〜3公分、腹圍縮小3〜5公分的壓力。靜水壓會壓迫皮下血管及淋巴，促進血液循環，增強新陳代謝。尤其是位於下半身的腎臟血液循環改善後，能夠增加排尿量、改善「水中毒」，可有效去除「浮腫」及「寒涼」。

注❶ 水中施於身體的水壓稱之為「靜水壓」。它會讓身體各部位平均承受相同的重量。雖然從浴缸起身後身體緊縮部位會恢復原狀，但長期而言仍有瘦身的功效。

③「潤澤皮膚」的美容效果

　　泡澡有潤滑肌膚的效果。因為泡澡時體溫的上升會使皮脂腺分泌皮脂，在洗淨皮膚表面汙垢及細菌的同時，和汗腺流出的汗混合後，形成皮脂膜，能夠對皮膚產生潤澤效果。

④「浮力」的減重效果。

　　泡在浴缸時，因為浮力，身體變成約原本的十分之一重，關節和肌肉可以從平時的緊張狀態中紓解，消除身心壓力。另外，有腰痛、膝痛等毛病的人，也因為浮力的緣故，讓身體變輕而較容易活動，因為溫熱促進了血液循環，可以消除疼痛和麻痺。

⑤「舒壓荷爾蒙」可以消除壓力

　　泡溫水澡時，身體因為放鬆而分泌的一種乙醯膽鹼荷爾蒙，會使心情變得高昂。大腦也會產生 α 腦波，讓身心更加舒緩，可以消除因壓力造成的種種疾病。

⑥促進白血球活動的「免疫機能」

　　因為泡澡所產生的溫熱、放鬆、促進血液循環等效果，可以

增進白血球活動而提升免疫機能，對於所有疾病的預防及改善都有幫助。只不過，一洗澡就感覺疲倦的人、或是生病期間，泡澡反而會產生反效果。泡澡的效果是要自己感覺舒服時才會出現。

⑦促進血液運行流暢的「纖維蛋白分解酵素」增生

泡澡的溫熱效果，會使人體中溶解血栓（中風、心肌梗塞）的纖維蛋白分解酵素（plasmin）增生，身體溶解纖維蛋白質的能力增高。簡而言之，只要洗澡的方法得當，罹患中風、心肌梗塞的機率將大為降低。

泡澡前後也要注意！

泡澡雖然有上述諸多優點，但是入浴前後也有許多注意事項。

例如，為了防止泡澡時或洗完澡後身體的暈眩感，進浴缸前可用熱水從頭淋下約十次左右，並且用濕毛巾包在頭上。

泡澡前也可依距離心臟遠而近的順序：腳→腰部→腹部→肩膀→胸部，先淋上熱水促進血液循環，提升入浴效果。

此外，浸泡全身後，離開浴缸時建議先用冷水淋下半身或全身，因為體表是冷的，體內是暖的，更能造成身體的保溫效果。也可以交叉進行泡澡（溫水）及冷水浴（或淋浴）數次，最後以冷

水浴結束的效果最好。

　　但是，高血壓及心臟不好的人，突然淋冷水浴是相當危險的，絕對不能勉強。

循環系統不佳的人建議做半身浴

　　半身浴就是在浴缸裡放一張小椅子（或是把臉盆倒置），然後坐在椅子上，只浸泡胸口以下的泡澡方式。和全身浴相較之下，因為肺部或心臟的負擔較輕，特別建議呼吸器官有問題，或心臟、循環系統不好的患者進行。

　　半身浴因為集中使下半身溫暖起來，能改善腰部以下（包含腎臟在內）器官的血液循環。排尿量會增加，也能去除水中毒，同時會對腰痛或下肢浮腫帶來極好的效果。

　　另外，進行30分鐘以上的半身浴時，入浴後的排汗量會多到令人驚訝，可以改善水中毒，也可溫暖全身。

　　冬天進行半身浴時，要記得維持浴室暖和，稍做全身浴之後再做半身浴，或是用乾浴巾披在肩上，避免讓身體著涼。

讓全身都暖洋洋的手浴、足浴

　　因為「寒涼」而無法入睡的人，在睡前進行浸泡手腳的手浴和足浴就可以睡得安穩。不管手浴或足浴，可以在熱水中加一撮

鹽、或是磨成泥的生薑，都能使效果倍增。

手浴，主要是針對手肘或肩膀鬱積的血液及氣行，血液或氣行順暢，可以舒緩肩膀及手肘的痠痛。作法是在臉盆裡裝滿約42℃的熱水，將手腕到手指部位浸泡約10～15分鐘，可持續加入熱水。

如果和冷水浸泡（1～2分鐘）交互進行2～3回，這種「手部三溫暖」甚至能使全身溫暖，身心輕鬆。

足浴，藉由暖和被稱為「第二個心臟」的腳底部位，而刺激下半身讓全身的血液循環得到改善，也可溫暖身體、促進排汗。

此外，足浴不僅對腰痛或膝痛有治療效果，也能因為血流順暢促進排尿的關係，消除浮腫及水腫。

和手浴相同，也是用42℃左右的熱水裝滿臉盆或水桶，將足踝以下浸泡10～15分鐘左右，為了不讓水溫變涼，記得要不斷地添加熱水。

享受汗水淋漓暢快的三溫暖

三溫暖藉著約90～110℃的室內溫度，刺激血管擴張，使血液循環變好，除了讓身體供給營養給內臟和肌肉的通道變得更順暢，也因為排尿增加，充分代謝與排泄廢物，使血液得到淨化。

因汗與皮脂分泌旺盛，皮膚得以徹底清潔，達到美容的效果。另外，甲狀腺機能改善，全身的新陳代謝也變好了。

　　如此一來，「寒涼」及水中毒所造成的肌肉痛、肌肉疲勞、關節痛、自律神經失調、過敏病、婦女病或胃腸病、初期感冒等疾病都能獲得改善，甚至可以預防因「寒涼」而造成的癌症。

　　只不過，因洗三溫暖會使耗氧量增加，心搏數也會增加50～100％，會對心臟和循環系統造成負擔，所以高血壓和心臟病的人，必須經過主治醫師許可才能進行三溫暖，而且就算醫師許可也必須特別謹慎，一開始以短時間為宜。

　　另外，三溫暖、泡澡及冷水淋浴也可以交互進行，因為體表的血管反覆擴張及收縮，有助於血液循環，也有減輕心臟負擔的功效。

　　5～10分的三溫暖及20秒～1分的冷水浴反覆進行是一般的三溫暖作法，不過有心臟或循環系統疾病的人，應該做2～3分鐘的三溫暖，而搭配冷水浴也應避免全身淋冷水，而是只淋肚臍以下比較好。

任何人都能簡單自製的16種藥澡

　　在洗澡水中加入某些植物，即可成為有藥效成分的藥浴。這是因為植物的精油香味可以藉由鼻黏膜讓血液吸收，傳達至腦部後使精神放鬆，並刺激內分泌（荷爾蒙）系統及免疫系統，增進身心健康。

　　另外，溶解於熱水的精油中，有些含有維生素或礦物質，會

在皮膚表面形成薄薄的保護膜，可以美化肌膚及達到入浴後的保暖效果。

由於水溫若太涼，植物成分不容易被釋出，所以藥澡須用40℃的熱水，泡約10～15分鐘是最理想的。各位不妨參考表5，享受各種芳香泡澡的樂趣。

表5　藥湯的作法及效果

藥浴 使用物品	作法	效果
天然鹽 （鹽巴澡）	加一撮鹽在浴缸裡	溫暖身體、改善寒涼體質／水腫、預防感冒→泡完澡後需用淋浴再沖洗
生薑 （生薑澡）	生薑一個磨成泥，直接加入或是放在布濾網裡再加入浴缸。	改善寒涼體質／神經痛／腰痛／風濕、預防感冒／失眠
大蒜	大蒜一串研磨後放進布濾網後再加入浴缸。	改善寒涼體質／貧血／肩膀痠痛／神經痛、減輕暈眩／心悸／呼吸急促／耳鳴預防感冒
紫蘇	青紫蘇葉100～200公克切細 放進布濾網後加入浴缸。	減輕身體疲勞／精神疲勞／中暑／倦怠感
無花果	新鮮的葉子或是乾燥的葉子3～5片切細，放進布濾網後加入浴缸。	改善神經痛／風濕／痔瘡／便祕
菊花	將幾片葉子放進布濾網後，加入浴缸。	葉綠素具殺菌作用、加速擦傷傷口癒合

櫻花	新鮮或乾燥葉子數片加入浴缸。	改善濕疹／痱子
菖蒲	洗淨整株菖蒲（根、莖、葉）後直接加入浴缸。	促進食慾、消除疲勞、改善寒涼體質／皮膚病
蘿蔔 （乾蘿蔔葉澡）	日晒一星期左右乾燥的葉子5～6片煮開，然後把湯汁加入浴缸。	改善寒涼體質／神經痛／婦女病（生理痛、白帶）
玫瑰	花朵數朵放進浴缸。	減輕壓力／宿醉
枇杷	新鮮或乾燥葉子5～6片置入浴缸。	改善濕疹／接觸性皮膚炎／痱子
柑橘	3～4個柑橘皮日晒後，將晒乾的皮放進浴缸。	改善寒涼體質／壓力／咳嗽 治療早期感冒
桃子	葉片細切後放進布濾網後加入浴缸。	改善濕疹／皮膚病／異位性皮膚炎
柚子	一個對切，放入浴缸。	改善神經痛／風濕／裂傷／凍傷
艾草	新鮮或乾燥葉片數片（最多10片）加入浴缸。	改善寒涼體質／痔瘡／月經過多／子宮肌瘤
檸檬	一個檸檬切片，放進浴缸。	肌膚美容、減輕壓力、改善失眠

鍛鍊肌肉、產生體熱，就能預防各種疾病

健走的八項功效

現代人大部分的疾病就某種程度而言，可說只是「運動不足病」。這是因為，人的體溫40％以上是由肌肉產生，如果運動不足會使肌肉衰退而無法產生足夠的體溫。結果造成脂肪或糖等體內的營養物質，以及尿酸等各種代謝廢物無法燃燒而殘留體內，使血液變得混濁造成萬病的溫床。

因此，平時有打網球、游泳的人，長期持之以恆就能預防各種疾病。

沒有運動的人可從事何時何地都能做的健走運動。因為健走含有以下八種效用：

①血壓下降預防中風

因為常走路下半身肌肉會變發達，微血管增生使得下半身的血流暢通無阻，血壓也因此下降，消除腦血管的負擔。

②預防及改善心臟病

被稱為「第二個心臟」的腳底因為受到刺激，有助於心臟活動。

③預防老年癡呆症

多走路的話，能鍛鍊下半身的肌肉（小腿肚肌肉）、臀肌（屁股的肌肉）、背肌，腦部的刺激增加，因此能夠防止老年癡呆。

④預防及改善骨質疏鬆症

健走能以自己的體重刺激骨骼、肌肉，有助於促進骨骼的鈣質穩定。

⑤預防腰痛、膝痛

鍛鍊下半身、腰部的肌肉，能減輕對腰骨及膝蓋的負擔。

⑥預防及改善糖尿病、高膽固醇症、脂肪肝、肥胖

人體肌肉有70％在下半身，多運動能消耗大量糖或脂肪，改

善因糖或脂肪過多而形成的諸多症狀。

⑦消除壓力

健走時，會分泌 α 波及產生快感的 β 腦內啡，而有放鬆效果，能有效預防及改善自律神經失調或憂鬱症。

⑧強化肺臟機能

健走會使「呼」「吸」變得較深沉，能預防感冒、支氣管炎等肺部疾病。

速度和距離要配合年齡和體力

根據調查結果顯示，日本人平均一天步行數如下：

‧無職業的高齡者　　　約2500步
‧計程車司機　　　　　約3000步
‧公司總經理　　　　　約4000步
‧主婦　　　　　　　　約4500步
‧中小學的老師　　　　約6000步
‧業務員　　　　　　　約13000步
‧上班族、粉領族　　　約3500步（以自用車代步者）
　　　　　　　　　　　約8000步（以電車、公車通勤者）

年齡	分速 （一分內步行的距離）	一天最低步行步數
70歲	60公尺	6000步
60歲	70公尺	7000步
50歲	75公尺	8000步
40歲	80公尺	9000步
30歲	85公尺	10000步

表六　健走年齡別與步數參照表

　　一天步行一萬步以上的話，可以增加高密度脂蛋白膽固醇可預防動脈硬化，但是目標速度及距離還是會依不同年齡而有些差異。參考表六，請勿實行過度勉強的健走計畫！

在家及辦公室都能輕易做到的運動

　　缺乏健走時間及場地的人，可以在家裡進行簡單的「屈膝運動」或「抬腿運動」，補救運動量的不足。下雨或下雪天不方便出門時，不妨以上述兩項運動做為健走的替代方案。

● 屈膝運動的作法

　　屈膝運動的英文「squat」，是「蹲下」的意思。它有強化下

半身及腰部肌肉的效果，能夠刺激腳底，使體溫上升，促進血液循環，對增進身體健康有很大助益。

做屈膝運動的要領是，胸部要盡可能向前推，臀部則盡量往後翹。

首先，雙腳打開至比肩膀稍寬，站直，兩手交握於頭部後方，然後背肌伸直，邊吸氣邊蹲下，接著一面吐氣一面站起來，慢慢的反覆做5～10次，為一個循環。稍微休息（數秒～數十秒）後，再重複同樣動作。依年齡和體力雖然有所不同，一般來說，一次做五個循環是較理想的。

肌肉變有力後，一個循環的次數增加到10～20次，做的循環數也逐漸增加後，可以增加上舉重量，譬如說舉較輕的啞鈴。

● 抬腿運動的作法

抬腿運動（Leg Raise）是把雙腳稍微打開站直，腳後跟舉起然後放下，不斷重複一樣動作的簡單運動。可以邊看電視邊做，搭電車或等車的時間也可以做，這種運動以小腿肚的肌肉為中心，鍛鍊了下半身全部的肌肉，對於體熱上升及促進血液循環很有幫助。和健走運動輪流做的話，效果更好。

一個循環約5～10次，一開始做大約5～10個循環，然後再慢慢增加，腳上舉放下的速度，要配合自己身體的能力由慢至快。

屈膝運動的作法

一次做5~10次,
共做5個循環

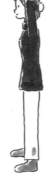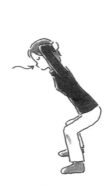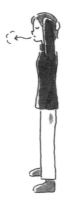

① 兩手抱在
　頭後

② 邊吸氣邊屈
　膝蹲下

③ 邊吐氣邊
　站立

抬腿運動的作法

一次做5~10次,
共做5個循環

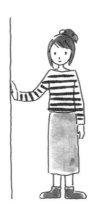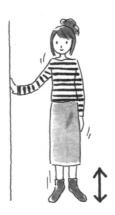

① 腳微微張開
　站立

② 腳後跟重複上
　舉及放下

立即能做到的健康法和 召喚熱能的生活技巧

生薑貼布對所有症狀都有效！

生薑貼布是使用生薑自製的熱貼布。貼布的溫熱效果，以及生薑增進血液循環和鎮痛的效果，能紓解痠痛、關節痛、婦女病、膀胱炎、胃腸病（便祕或腹瀉）、支氣管炎或氣喘引起的咳嗽，及異位性皮膚炎等皮膚病。

製作方式自己在家就能簡單做到，請務必試試看。

生薑貼布的作法

① 把生薑磨成泥。
② 把薑泥放進袋中，放進70℃左右的熱水裡。
③ 毛巾放進熱水中。
④ 擰乾後，拍一拍調整溫度。
⑤ 把熱毛巾敷在患部上。
⑥ 熱毛巾上鋪塑膠袋，再蓋上乾毛巾，最後蓋上棉被。

生薑貼布的作法

● 材料

老薑約150公克，水2公升、棉布袋、厚毛巾2條

● 作法

① 把150公克左右的生薑磨成泥。不要用嫩薑，用老薑。

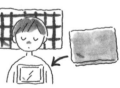

② 磨好的薑泥放進棉布袋中，上面用繩子綁好。或是把棉布袋口束攏，用橡皮筋扎緊也可以。

③ 水2公升放進鍋裡，加入②，然後點火加熱，快沸騰時轉成文火再繼續溫熱。

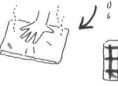

④ 在70℃左右的時候，在③裡放進一條毛巾，然後擰乾，要注意不要擰過度變得乾硬，把毛巾敷在患部，小心不要被熱水燙傷。

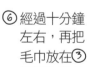

⑤ 光是這麼放著會變涼，所以在④的毛巾上蓋上塑膠袋，上面再蓋一條乾毛巾。

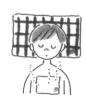

⑥ 經過十分鐘左右，再把毛巾放在③裡浸泡擰乾，再敷在患部。重複做2～3次。

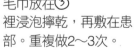

疼痛或症狀較為嚴重時，一天可敷2～3次，但症狀比較輕微時，一天一次就夠了。放入生薑的熱水，可再加熱重複使用2～3次。

這個生薑貼布，不僅是患部，用來敷在腳底時，身體會因大量出汗感到身心暢快。但是，若是皮膚感到不舒服的話，請停止使用。

另外，若是貼生薑貼布的前後一小時入浴的話，貼的地方會有辣辣的刺痛感，要小心。

諸多疼痛症狀都可用枇杷葉溫灸

枇杷葉的溫灸，從以前就被認為具有溫熱效果，枇杷葉含有可抗癌的維生素B_{17}，溫灸使用的話被認為有加成效果。

癌症患者可在患部熱敷，一次敷15～30分鐘，一天敷1～2次才能發揮療效。

不僅是癌症，溫灸法對於頭痛、腰痛、膝痛、肩膀痠痛、腹痛等諸多疼痛症狀也有療效，進行溫灸法時覺得舒服的地方就是我們身體的穴道。

枇杷葉溫灸法

①枇杷葉清洗後擦乾水分。

枇杷葉溫炙的作法

● 材料

枇杷葉數片、艾草棒（大一點的藥店有販售）5根、火柴或蠟燭、布、面紙、紙。

● 作法

① 枇杷葉數片浸水20分鐘左右，擦乾水分。

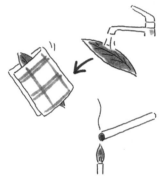

② 艾草棒5根用火柴棒或蠟燭點燃，在菸灰缸等器皿上排好。一根持續使用的話會熄滅，所以要準備4～5根。

③ 在① 的枇杷葉的表面（顏色深的一面）敷在患部皮膚上，上面重疊蓋上布和紙（使用一般的紙不要用面紙）。

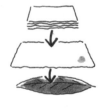

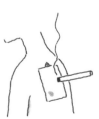

④ 用② 按壓住③，過熱時患者會叫出聲，這時候移開艾草棒到一個痛點上點壓，反覆溫炙。因為有枇杷葉、布和紙隔著，所以皮膚不會殘留燙傷或溫炙的痕跡。

②將艾草棒點燃
③依枇杷葉→布→紙的順序疊放
④將枇杷葉那面貼上皮膚，點壓痛點

指壓和按摩可讓心情舒暢

指壓或按摩可以讓身體表面積瘀的血液變得順暢，進而促進內臟的血液循環。因為刺激了穴道，也促進了內臟器官的功能。

接受指壓或按摩時，全身都會變得暖暖的，心情也會變得舒暢，那就是血液循環改善、血液被淨化的最佳證明。

熱唱卡拉OK也能改善氣血循環

唱歌時呼吸會變深長，和運用腹肌用力的腹式呼吸運動是同樣的狀態。腸胃、肝臟等內臟器官因橫隔膜收縮而受到按摩，可以促進血液循環及各器官機能。

另外，腹肌或胸肌等呼吸肌充分運動時，也會增加熱能，燃燒血液中的代謝廢物，進而淨化血液。另外，發出大聲音也有助於排解壓力。

類似唱卡拉OK或視自己喜好參加合唱、唱詩班等活動，可以溫暖身體、淨化血液，既享受休閒活動又能治癒或預防疾病。

笑門一開健康就來

像唱卡拉OK一樣，做些對自己感覺愉快的活動也能促進血液循環。沉浸於自己的喜好，和親近的人聊天，或是透過做義工等對社會有貢獻的活動，精神上便能處於安定及獲得滿足感的狀態，腦部會分泌一種類似麻藥的 β-腦內啡物質，它能改善血液循環使體溫上升、讓白血球的機能活躍，對於淨化血液、預防及治療疾病很有助益。

就這一點而言，帶來精神安定的「笑」，也對疾病的預防和治療很有幫助。

事實上，美國曾有一份研究報告指出：什麼鎮痛劑都無效的風濕病患者，在看爆笑喜劇節目的一個小時當中完全不會感到疼痛。另外，也有很多報告顯示：如果笑口常開，白血球中能吞噬癌細胞的NK細胞（自然殺傷細胞）也會加速活化，抑制癌症惡化。正是所謂「笑門開，福神來」。

服裝多費心點，讓頭涼足熱！

不論自己有沒有察覺，現代人絕大部分都是「低體溫＝體寒」，所以抵抗低體溫除了在飲食習慣或運動（勞動）、泡澡方面要注意外，平日的服裝也要多費心。以下能使身體溫暖起來的注意事項都是簡單可做到的事，卻被許多人忽略。

●活用保暖肚圍和拋棄式暖暖包

最近保暖肚圍的設計式樣很多，既輕薄保暖性又高，實在沒有不用它的道理。用保暖肚圍讓身體中心點的肚子暖起來的話，全身都能保暖，代謝也會變好，有助於疾病的痊癒。

尤其是體寒症的人，除了使用保暖肚圍，再貼上拋棄式暖暖包效果更好，不過要小心灼傷。

●冬天外出，必備圍巾和口罩！

有人說一條圍巾、一個口罩就能各自達到加穿一件衣服的保溫效果。背心、棉坎肩、披肩等也相同。上述衣服配件覆蓋身體的部分，就是肩膀、頸後、腋下、心臟或腎臟（腰部下方）周圍，這些部位因促進發熱的褐色脂肪細胞較多，加強保暖，能收事半功倍之效。

●下半身多重穿法，襯褲、緊身褲、襪子讓保暖效果大增

重點式保暖下半身的方法：推薦男性的是襯褲、女性則是緊身褲。另外，穿兩雙襪子也是防止「體寒」的養身小智慧。容易體寒的人，可以直接在襯褲或襪子上，靠近小腿肚或腳底的位置，貼上拋棄式暖暖包，更能使保暖效果倍增。

●過緊的內衣會產生反效果

很多女性會以多穿幾件內衣,來對抗寒冷冬天或夏天的冷氣。這種情況要注意的是:避免穿過緊的(緊緊綑住身體)內衣。緊緊包住身體會使身體的血液循環變差,「體寒」情況會惡化。同樣地,太緊的鞋子或高跟鞋也應該避免。

●睡覺時也要保暖身體

對體寒症的人來說,冷冰冰的被窩是最痛苦的。冬天電毯不離床的人應該很多吧?!不過,雖然電毯是為了保護「寒涼」的身體,但如果依賴過度,就會造成身體自我發熱能力減弱。

最好的對策是使用熱水袋。因為熱水袋裡的熱水會逐漸變涼,身體就會自然發熱及保溫,產生身體的動能。

第 5 章

7天見效！
58種常見病症的
簡易溫熱療法

依不同症狀、疾病的溫熱療法

只要身體保暖，疾病就能痊癒！

只要實踐前面章節所述的「溫暖身體的飲食及生活習慣」，就有可能預防及改善因「寒涼」而造成的種種疾病。

這一章將要針對各種症狀及疾病再加以細分，並且說明原因及預防和治療的具體對策。如果列舉的對策當中，有覺得自己可以做得到的，就立刻試試看吧！

抱著「只要身體保暖，疾病就能痊癒」的積極想法，即使只實施一、兩個飲食或生活療法，只要開始，一定有效果。

疲勞‧夏天食慾不振‧倦怠感
——糖分和維生素攝取不足是最大原因

　　人的身體不能缺少糖分。腦部、肌肉以及全身上下60兆個細胞，都是以糖分做為精力的來源。

　　能使糖分在體內有效燃燒的是維生素 B_1。不管是精神或身體上的疲勞，最有效的對策就是確實攝取糖分及維生素 B_1，並且讓身體溫暖、改善血液循環。建議實踐以下生活療法：

消除疲勞的具體對策

- 攝取長蔥、韭菜、大蒜、洋蔥、蕎頭。

  這些蔬菜都含有能促進血液循環的烯丙基，及消除疲勞必需的維生素 B_1，是消除疲勞的強效食材。可照下列方法和生薑一起搭配著吃，充分攝取其營養。

- 飲用大蒜薑湯（第118頁）。

- 飲用蔥薑湯（第117頁）。

- 長蔥、柴魚片、醬油、水和生薑泥混合一起煮。

- 薑母紅茶（第120頁）裡加入蜂蜜或紅糖，一天飲用數次。

● **喜歡喝酒的人**，可以在日本酒（日本清酒溫熱到50℃左右，加入適量的生薑泥）裡加入生薑後飲用。

● **新鮮果汁。**

用2條胡蘿蔔（約400公克）、蘋果2/3個（約200公克）、洋蔥（約20公克）榨汁（約2杯）後飲用。

● **身體疲勞的情況下，用41～42℃熱水，泡澡約5～10分。**

精神疲勞約用39～40℃的溫水，泡澡約15～20分鐘。如果泡生薑澡或紫蘇澡（第135頁），效果會更好。

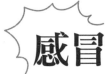

感冒
──不依賴藥物才是最好的治療

感冒可說是「萬病之源」，因為「寒涼」是造成感冒的主因，所以使用退燒藥或抗生物質來抑制發燒或喉嚨發炎，只會造成反效果。溫熱身體才是治療感冒的正確方法。

盡快治癒感冒的具體對策

- 能喝酒的人，可以用威士忌加熱水稀釋後，加入現榨檸檬汁（半個或一個），飲用後立即就寢。
- 薑湯（第116頁）、梅醬番茶（第121頁）、蛋酒（清酒50cc溫熱約50℃加入蛋黃）、熱的蔥花味噌湯，大量飲用後立刻就寢。
- 咳嗽特別嚴重時，可飲用加入陳皮的薑湯。
  晒乾的柑橘皮5公克、生薑5公克，全部切細後，加入紅糖、水180毫升，煮到水剩一半時飲用。
- 胸部和背部敷生薑貼布（第144頁）。
- 不要勉強進食。
  因為感冒導致發燒沒食慾，是身體抗拒「食毒」（代謝廢物）的自然反應，不勉強進食才是恢復健康的最佳對策。

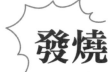
發燒
——身體代謝廢物排出的話就會退燒

　　發燒是血液裡屯積的代謝廢物燃燒的反應。用退燒藥強行退熱會造成代謝廢物無法順利排出，反而拖延病情。這時，服用中藥的葛根湯會大量排汗，代謝廢物隨著汗水排出後自然會退燒。

退燒的具體對策

- 薑母紅茶（第120頁）、薑湯（第116頁）、梅醬番茶（第121頁）、蘿蔔茶（第124頁）其中任一種，一天飲用2～3次。
- 長蔥白色部分（2根）切細，（生的蔥白）直接放進大碗中，加入適量的味噌，添加熱水後飲用。
- 熱味噌湯加入大量長蔥，飲用後立即就寢。
- 生鮮果汁：用胡蘿蔔2條（約400公克）、蘋果2/3個（約200公克）、小黃瓜一條（約100公克）、檸檬1/2個或1個（約50公克）一起榨汁（約3杯），一天分成1～3次飲用。胡蘿蔔對身體有保暖作用、蘋果果酸的消炎效果以及小黃瓜的利尿作用，三者混合有加成效果，能夠淨化血液。另外，檸檬的維生素C能活化白血球機能，提高新陳代謝及殺菌效果。

疼痛（頭痛‧腰痛‧腹痛）
——排出多餘的水分就能消除疼痛

　　如同前面曾說過的，因為大部分的疼痛都是「寒涼」和「水」所引起的，所以溫暖身體、促進利尿或排汗，讓身體排出多餘的水分是非常重要的。

　　大部分鎮痛劑都含有解熱作用（使身體冷卻），所以長期使用的話，會形成「體寒」。中藥裡，能溫暖身體促進排汗的葛根湯（第23頁）、有利尿作用的苓桂朮甘湯、桂枝加白朮附子湯（第57頁）等，才是治療的根本之道。

　　但是跌打損傷、扭傷等急性症狀引起的腰痛，若用溫熱療法反而會惡化，所以剛受傷的前2～3天要冰敷，也不能洗澡。

對抗所有疼痛都有效對策

- 蔥薑湯（第117頁）一天飲用2～3次。
- 飲用薑母紅茶（第120頁）一天3～4杯。
  薑母紅茶除了有利尿作用和保溫作用之外，生薑所含的薑辣素成分則有鎮痛作用。
- 全身浴之後再進行半身浴（第132頁）來排汗。或泡生薑

澡、鹽巴澡（第135頁）溫暖身體，增進排汗。

● 在患部敷生薑貼布（第144頁）。

改善頭痛的有效對策

● 薑湯（第116頁）裡加入3公克葛粉飲用。

● 長蔥切細，和味噌以大約1：1的比例放入大碗裡，加入熱
水飲用後立刻就寢。

● 用42℃熱水裝滿水盆，從手腕到指尖浸泡約3分鐘後，換
到冷水裡浸泡10秒，反復進行5次「手的三溫暖」。

對肌肉疲勞、脊椎變形造成的腰痛的有效對策

常時間使用電腦、一整天坐著工作、長時間開車等原因引起
的肌肉疲勞性腰痛，或是脊椎變形引起的腰痛，可用以下的方法
治療：

● 泡38～40℃的溫水澡20分鐘以上，尤其推薦半身浴（第
132頁）。

● 腰部敷生薑貼布（第144頁）。

慢性腰痛的有效對策

- ●每天吃山藥（山藥泥）。
- ●每天喝新鮮果汁。

    胡蘿蔔2條（約400公克）、洋蔥（約100公克）榨成果汁（約1.5杯）。

    不過，這個果汁的口味或許較不順口，若是覺得胃有燒灼感可以將洋蔥減少為30～50公克。
- ●白天也用暖暖包或熱貼布等敷在患部。

腹痛的有效對策

- ●飲用醬油番茶（第122頁）。
- ●用烤鹽溫暖腹部。

    粗鹽用平底鍋炒過後裝進布袋，放在肚臍上約30分鐘保暖腹部。
- ●熱味噌湯加切細的長蔥或生薑後飲用。
- ●生薑末、韓國人參粉、山椒，以2：1：1的比例，放入茶杯加滿熱水，充分溶解後飲用。

咳嗽・有痰
——強迫性的止咳或止痰反而會引起肺炎

　　咳嗽是身體為了排出屯積在肺裡的痰而有的反應。痰則是身體將吸入體內的灰塵或細菌、以及血液中的代謝廢物藉由肺部所排出的東西。

　　西醫的咳嗽藥（止咳），是藉由麻痺腦的咳嗽中樞來強制止咳，但如果因此導致痰積累在肺部會造成肺炎或支氣管炎。

　　咳嗽或痰不該用藥物抑制，而是設法讓痰不斷地自然排出才是最佳對策。

止咳去痰的具體對策

- **用長蔥貼布熱敷喉嚨。**

　　長蔥的蔥白部分（約4～5公分），用火烤到幾處稍微變黑的程度，然後直線劃開攤平直接敷在喉嚨當作貼布，上面只要用毛巾覆蓋再輕繞固定就可以了。

- **飲用蓮藕茶**（第123頁）一天喝2～3回。

- **梨子加薑湯 一天飲用1～3回。**

　　梨子（1個）和拇指大的生薑一起磨成泥後放入鍋子加熱。

梨子有去痰和消除喉嚨痛的作用。

● **生鮮果汁。**

2條胡蘿蔔（約400公克）、蘋果2/3個（約200公克）、鳳梨約100公克，榨成汁（2.5杯），一天分為1～3回飲用。

加入鳳梨是因為鳳梨含有去痰的酵素（Bromelain）。

溢胃酸
——溫暖胃部讓食物消化順暢最重要

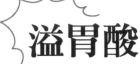

　　溢胃酸是強酸性的胃液逆流而引起的現象，攝取過多肉、蛋、白米、白砂糖等歐美食物、精白食品、速食食物、含大量添加物的食品時容易發生。

　　改善溢胃酸，須攝取能中和胃酸的鹼性食品，還要讓胃溫暖以促進蠕動，讓胃裡的食物盡快由腸道送出。

消除溢胃酸的具體對策

- 約10公克的昆布放在網子上烤，一天分成3次吃完。
- 薑湯（第116頁）或梅醬番茶（第121頁）一天分成2～3次飲用。
- 芝麻鹽一撮加入茶碗裡，加熱番茶飲用。
- 生鮮果汁。
  1條胡蘿蔔（約200公克）、蘋果2/3個（約200公克）、蘿蔔約100公克榨成汁（2杯份）仔細咀嚼後慢慢飲用。
- 每餐都吃蘿蔔泥，並以蘋果泥當零食。
- 高麗菜和裙帶菜沙拉用醬油調味來吃。

高麗菜含有維生素U，具有健胃作用。

● **用餐充分咀嚼，讓食物和唾液充分混合。**

過多食物造成胃的負擔時，胃液的分泌會過多，因此要少量進食並充分咀嚼。

● **泡42℃左右的短暫熱水澡。**

泡熱水澡會使皮膚的血管急速擴張，集中於體表的血液變多，而使得通往胃黏膜的血液循環變差，可以抑制胃酸分泌。

嘔吐感・宿醉
——胃液屯積的急性水中毒症狀

　　嘔吐感或宿醉，是因為胃裡面多餘的水分（稀薄的胃液）大量屯積而引起的。

　　「喝過多酒」而引起嘔吐感或宿醉，也是因為酒精成分中含有的大量水分囤積在胃部，因而被稱為急性「水中毒」症狀。

　　所以治噁心或宿醉，要讓胃溫暖、促進蠕動，把多餘的水分輸送到小腸或大腸，形成尿液或糞便排出才是解決之道。

改善嘔吐感、宿醉的具體對策

- **飲用日本梅乾汁。**

  日本梅乾1個，水2杯（約400毫升）一起放進鍋裡，加熱熬煮至水剩一半左右。等溫度稍微下降之後才喝。

- **紫蘇汁加生薑飲用。**

  紫蘇葉4～5片切細，水2杯多，一起放進鍋裡，加熱熬煮至水剩一半左右。

  在紫蘇汁裡加入生薑泥飲用。

- **梅醬番茶**（第121頁）**加熱，飲用1～2杯。**

● **利用三溫暖（第133頁）或半身浴（第132頁）大量排汗。**

  排汗後不但水中毒改善，身體也溫暖起來，也能促進各器官代謝。因此三溫暖能夠消耗水分或酒精，進而消除嘔吐感或宿醉的不快。

食慾不振
——讓腸胃休息是自然治癒的方法之一

　　包括腸胃病在內，會伴隨許多疾病出現的的食慾不振，其實是身體為了讓腸胃休息，以便把原本提供腸胃運作的血液轉而供應對抗疾病之用，是身體為了恢復健康的一種自動機制，即所謂的「自然治癒反應」。因此若勉強進食，反而會使病情惡化，身體狀況變得更差。

　　但是，缺乏體力的人長期食慾不振，也會造成久病不癒，所以建議採取以下的自然療法：

恢復食慾的具體對策

- 薑湯（第116頁）或梅醬番茶（第121頁）一天分成數次飲用。
- 餐前吃草莓、蘋果、梨子、葡萄等水果。
  這些水果中含有蘋果酸、酒石酸、檸檬酸等有機酸，有促進食慾的效果。也建議多多攝取木瓜、奇異果、鳳梨等含有消化酵素的水果。
- 有飲酒習慣的人，建議餐前可以喝少量的梅酒、杏子酒或紅酒等。

- 陳皮加入薑湯（第116頁）中飲用。
- 生鮮果汁。

  用1條胡蘿蔔（約200公克）、蘋果2/3個（約200公克）、蘿蔔（約100公克）榨成汁（2杯）飲用。

  蘿蔔含有澱粉糖化酵素。

- **適度運動讓身體呈現空腹狀態。**

  一整天都沒動、不消耗任何精力的話，身體無法呈空腹狀態。所以應該盡可能散散步，從事一些輕鬆的運動或仰臥起坐等，較容易產生飢餓感。

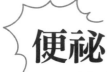

便祕
——使大腸溫暖起來比補充水分重要

我想有便祕困擾的人應該不在少數。

想改善便祕的狀況時，常被建議「要多喝水及多攝取蔬菜」，但是有許多人也因而造成反效果。

便祕是因為負責大腸或直腸的排泄器官腸道沒有充分活動所造成的。由於所有的器官都靠熱能活動，大腸或直腸一旦產生寒涼現象，運作變得遲緩，也就容易引起便祕。

這種情況下大量攝取水分或蔬菜，反而會使大腸或直腸更為寒涼，加重便祕的狀況。

對便祕有效的治療，是讓大腸溫熱起來；多攝取富含食物纖維的食物也有助於通便。

治療便祕的具體對策

● **飲用蘆薈汁。**

蘆薈葉5～6片用水洗淨，以菜刀去掉刺後切成薄片，在鍋裡加入1～2杯的水，熬煮到剩一半的量，每次用大湯匙喝1匙，一天喝2～3次。如果很難入口，可適度加點蜂蜜。

- **吃紅豆。**

  紅豆50公克、水600cc一起放進鍋裡加熱，煮到水剩一半、紅豆變軟時（約30分鐘）就可以吃了。紅豆含有豐富的食物纖維，既能溫暖腸胃又能通便。

- **白飯加上黑芝麻鹽。**

  黑芝麻鹽的作法是以黑芝麻8～9成、天然鹽1～2成的比例，用平底鍋直接拌炒。

- **生鮮果汁。**

  以1條胡蘿蔔（約200公克），1個蘋果（約300公克）、高麗菜（約200公克）榨成汁（約2.5杯）飲用。

  高麗菜能使胃腸機能變得活躍，蘋果有助於通便。

- **每天充分步行**，或者仰躺著伸直膝蓋，然後雙腳來回上抬和下舉以鍛鍊腹肌，促進血液循環。

- **洗澡時， 腹部做10次緊縮和放鬆的運動。**

  除此之外，可以用手掌在肚子上依順時針方向做10次按摩，並在浴缸外，用溫水和冷水交叉淋浴腹部5～10次。

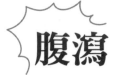

腹瀉
——不勉強服用止瀉藥

　　一般說來，持續性的慢性腹瀉症狀，是因為腸胃的寒涼或體內的水分過多（水中毒）。換句話說，「腹瀉」是為了排泄多餘的水分，讓身體溫暖起來的反應。一味地服用止瀉藥，會使身體的毒素無法排出體外。正確的處置方式是溫暖身體、控制水分的攝取，讓尿、汗等體內多餘的水分排泄正常。

　　不過，也有可能是肝臟、胰臟等器官引起的腹瀉，或是食物中毒、出血性大腸桿菌O-157、斑疹傷寒、霍亂等伴隨發燒症狀的細菌性腸炎腹瀉，還是必須先到醫院就醫，查明病因才行。

治療慢性腹瀉的具體對策

- 梅醬番茶（第121頁）、蘿蔔茶（第124頁）一天飲用2～3次。

- 濃一點的綠茶，加入適量蜂蜜，一天飲用2～3次。
  綠茶中含有單寧酸，含有止瀉作用。

- 胡蘿蔔、馬鈴薯、洋蔥燉成湯，加入適量天然鹽，只喝湯的部分。

- 胡蘿蔔汁500cc（3杯）加3公克粗鹽，用文火煮2小時。煮

好用過濾器先濾過，然後加水至1公升左右，再次加熱後飲用，一次1杯，一天喝2～3次。

- **以肚臍為中心，在周圍敷上生薑貼布**（第144頁）**或蒟蒻貼布**（蒟蒻1～2片用熱水煮沸後直接取出，用毛巾包裹）。一天敷2～3次。

- **平時就用保暖束腹、暖暖包、烤鹽**（第159頁）**等方法溫暖腹部。**

- **多攝取陽性食品**（第76頁）**並細嚼慢嚥**，嚴守吃七、八分飽的原則。

- **多散步、做仰臥起坐及輕鬆的運動**，以鍛鍊腹肌，溫暖腸胃。

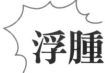
浮腫
──依不同病因有不同浮腫症狀

代表疾病訊號的浮腫，依照不同疾病會出現不同的症狀。心臟病產生的浮腫容易在下午時間出現下半身浮腫，腎臟病則是產生眼皮浮腫。

另外，肝病的人則會出現腹水（累積在腹腔內的液體）。這種情況下，應該先醫治造成浮腫的疾病。

以下介紹常見的浮腫症狀的解決之道：

治浮腫的有效對策

- 每天吃紅豆（第169頁）。
- 蛋黃汁（第125頁）兩天喝一次。對於心臟病造成的浮腫很有效果。
- 蘋果切約1公分厚，用鋁箔紙包好，烤到有點焦之後搭配茶一起食用。對於心臟病引起的浮腫很有效果。
- 每餐吃醃小黃瓜或鹽抹小黃瓜。
  小黃瓜所含的異槲皮苷(isoquercitrin)有利尿作用。
- 常喝薑母紅茶（第120頁）。

紅茶中含的咖啡因有利尿作用，和能溫熱身體、促進腎臟
血液循環的生薑一起飲用，能發揮極佳的利尿效果。

● 半身浴（第132頁）或足浴（第133頁）能夠強化腎臟的血液循
環，促進排尿。

● 以趴著的姿勢，在腎臟位置（腰部）敷生薑貼布（第144
頁），能改善腎臟的血液循環，增加排尿。

肥胖
──飲水過多也會導致肥胖

　　肥胖是因為攝取的能量大於使用的能量所引起的。所以用餐要隨時注意細嚼慢嚥、不過量，控制肉、蛋、牛奶、奶油、美奶滋等油脂多熱量高的食物，同時也可藉由勞動身體、運動來達成瘦身目的。

　　但是，因肥胖而煩惱的人當中，也有人是因水分過多造成的。所謂的「蘿蔔腿」或「只有下半身肥胖的西洋梨體型」就是如此。

　　水腫（水分過多），是因為體內屯積的水分使身體變得寒涼，妨礙脂肪、糖、蛋白質、代謝廢物等的燃燒，而導致肥胖。

　　另外，若排泄水分的器官──腎臟的機能也降低的話，水分屯積在體內的狀況會更為嚴重，變成惡性循環。

　　消除肥胖的重點是讓體內多餘的水分隨著汗水或尿液排出、使排便順暢、藉由燃燒脂肪或糖分產生的熱能使身體溫暖等。

改善肥胖的具體對策

　　●充分的體力勞動或運動，讓肌肉活動起來。

運動能促進排汗及利尿消耗水分、產生體熱、改善新陳代謝，發揮減重效果。

● **運用泡澡、三溫暖等促進排汗。**

汽化熱（液態物質於沸點時完全變成氣體所吸收的熱量）會消耗體內的卡路里，有助於減輕體重。泡生薑澡、鹽巴澡、蒜頭澡（第135頁）等更具效果。

● **控制攝取水、綠茶、咖啡、清涼飲料等會使身體寒涼的水分。** 飲用能溫暖身體、有利尿作用的飲品，如：梅子綠茶、薑母紅茶（第120頁）、花草茶、薑湯（第116頁）等。

● **提醒自己經常攝取利尿的紅豆（第169頁）、紅豆昆布（第105頁）等食品。**

● **充分攝取海藻、豆類、番薯、芝麻、玄米等。**

食物纖維能把腸內多餘的膽固醇、中性脂肪、糖分或代謝廢物，甚至水分都能和大便一起排泄出，得到減重效果。

● **多攝取長蔥、韭菜、大蒜、洋蔥等蔬菜。**

這些食物能提高體熱、促進血液循環，並有助於利尿、排汗。

● **生鮮果汁。**

用1.5條胡蘿蔔（300公克）、蘋果2/3個（200公克）、小黃瓜100公克和鳳梨100公克榨汁（2杯）飲用。

小黃瓜有利尿作用，鳳梨有助於燃燒腸內剩餘的代謝廢物，以及消化蛋白質。

實例 溫暖下腹部， 一星期就能使腰部纖細！

　　我參加日本電視台「好好看電視（思いっきりテレビ）」的「原來如此(なるほど納得)」單元時，從工作人員那裡得到了「在肚臍下方，貼上大片的暖暖包」瘦身實驗的有趣實證：

　　每位受測者在白天（起床後到睡覺前），都在下腹部貼上大片的暖暖包，其中的 F 太太和 T 太太（兩位都是主婦）在一星期當中產生了以下變化。

● F 太太（身高155公分、體重70.7公斤、腰圍105公分、62歲）

　　體溫由35.2變成36.0℃；基礎代謝值（BMR）由804變成1071千卡（kcal）；體重由70.7降到69.9公斤；腰圍由105減到102公分；腹部皮下脂肪由2.9變成2.1公分。整體的肥胖現象都有改善。

● T 太太（身高158公分、體重72公斤、腰圍92.3公分、64歲）

　　體溫由35.8變成36.8℃；基礎代謝值（BMR）由1372.8變成1670.4千卡（kcal）；體重由72降到70.5公斤；腰圍由92.3減到90.0公分；皮下脂肪由2.3變成1.9公分。這一位的肥胖指標也全部都有改善。

　　兩人異口同聲地說：「身體變輕了」、「原本是冷寒體質，但現在身體都熱呼呼的」。

　　為什麼光貼暖暖包就可以有這種效果呢？因為只要腹部溫暖，就能改善肝臟、胃腸、胰臟等器官的血液循環。熱量增加體溫也上升，體溫每上升1℃，基礎代謝就上升12～13％，所以即使攝取相同的卡路里，仍然比其他人容易瘦。

　　但是，也有人因為在睡眠期間一直貼著暖暖包而造成灼傷。所以**長期使用暖暖包的話，請注意用毛巾等包起來再使用。**

皮膚粗糙
——血液循環不良＝「體寒」是原因

　　皮膚的大敵是乾燥、紫外線、血液循環不良（體寒）。另外，疲勞、睡眠不足、便祕、壓力等也是造成皮膚粗糙的原因。

治療皮膚粗糙的具體對策

- **多攝取芝麻。**

　芝麻含有能改善血液循環的亞麻油酸（Linoleic Acid）和維生素 E ，對於美化肌膚有很大的幫助。可以用大量黑芝麻鹽（第169頁）拌飯吃，或是每天飲用芝麻茶（黑芝麻15公克，用400毫升的水熬煮到一半）。

- **生鮮果汁。**

　使用2條胡蘿蔔（約400公克）、蘋果1個（約300公克）、檸檬半個（約50公克）榨汁（3杯）飲用。

　胡蘿蔔含有維持肌膚健康所需的維生素 A ，檸檬則含有生成肌膚膠原蛋白所需的維生素 C 。

- **每天吃「梅乾山藥」。**

　100公克的山藥（或是長芋）去皮，削成薄片，用一個梅乾

果肉拌在一起後，撒上切細的海苔片後食用。山藥中黏滑
的類黏蛋白具有保濕作用，梅子果肉則可以促進皮膚血液
循環，美化肌膚。

● 飲用薏仁茶。

● 泡柚子澡（第136頁）。

體寒症
──不要小看會造成感染症或癌症的體寒症

　　西醫中雖然沒有「體寒症」的病名，中醫的觀念卻認為「體寒才是萬病之源」。體寒症不光是「手腳冰冷」的問題，也常是疼痛、痠痛、感冒、支氣管炎、膀胱炎等感染症的原因。

　　此外，膠原病或癌症等「變硬的疾病」，或是動脈硬化、心肌梗塞等和「寒涼」也有深切關係，這些觀念已在本書中重複說明多次。

　　不要小看體寒症，即早謀求改善方法才是上策。

根治寒涼的具體對策

- **每天確實攝取第76頁列出的陽性食品。**
- **飲用薑母紅茶**（第120頁）、**薑湯**（第116頁）、**醬油番茶**（第122頁，生薑的量多一點也沒關係）。
- **記得多步行、運動。**

　　因為體溫有40％以上從肌肉產生，若身上有足夠的肌肉，身體自然會溫暖。另外，可常唱卡拉OK或閒聊等，也能消除交感神經的緊張，改善血液循環而溫暖身體。

- 喝酒的話，要喝溫過的日本清酒、紹興酒或鰭酒（約50℃左右）等。

  喜歡喝酒的人，不妨夜裡適度小酌一下再就寢。

- 養成泡生薑澡、鹽巴澡（第135頁）或三溫暖的習慣。

  約42℃的熱水澡泡3分鐘左右後，再在浴缸外用冷水沖腳部10秒鐘，如此重複5次。三溫暖之後也可以這樣做。不太能泡熱水澡的人，可以泡38℃的半身溫水澡約30分鐘（第132頁）。

隱性體寒症
——隱藏在陽性疾病裡的「寒涼」是病因

攝取過多肉類、蛋、起司、太鹹的食物而引起的疾病，在中醫裡稱為「陽性病」，我認為是由於營養過剩物質及燥熱鬱積在體內的結果。

高血壓（鹽分屯積）、中風、心肌梗塞等血栓症（脂肪、膽固醇屯積）、痛風（尿酸屯積）、糖尿病（糖分屯積）、脂肪肝（脂肪屯積）、膽石症（膽固醇屯積）、肺、大腸、胰臟、乳房、卵巢、子宮、前列腺等器官的癌症（脂肪過剩），因為被歸類為陽性病，所以一般的治療原則都是建議攝取陰性食品，讓身體降熱。

但是，近年才注意到，仔細觀察這一類的陽性病患，會發現他們當中有很多人屬於「隱性的體寒症」。

這狀況就像在煤油暖爐裡加入煤油，燃燒煤油也逐漸減少，但是如果燃燒途中澆水的話，火會熄滅而殘留石油。體內熱能的來源——糖、（中性）脂肪、膽固醇等，就像是煤油暖爐的煤油。而在煤油暖爐澆水就像讓身體攝取過多水分造成降熱過度，糖、脂肪、膽固醇等就會殘留屯積在體內。我認為這是誘發高血糖（糖尿病）、高膽固醇（動脈硬化→血栓症）、脂肪肝、痛風、高血壓等疾病的原因。

改善隱性體寒症的具體對策

- 不要被表面症狀誤導，注意保持身體溫暖。

  陰性體質的人若是患了表面上看起來像是陽性病症的疾病，應該是由於熱能不足（體寒），使得營養過剩物質（糖、脂肪、尿酸等）的燃燒、排泄機能過低的緣故。

  罹患這種隱性體寒症，絕對不要被表面症狀矇蔽，一定要採取下列能使身體溫暖起來的具體對策。

- 攝取含鹽食物、根菜類、動物性食品等陽性食品。

- 吃飯要確實咀嚼，只吃八分飽。

生理不順・生理痛・更年期障礙
——肚臍以下部位寒涼是主因

大部分女性，肚臍以下部位的體溫都特別低。體溫偏低的地方，因為營養、氧氣、水、白血球、免疫物質鬱積，使得血液無法順暢繞行全身，以致容易引起生理不順、生理痛、子宮肌瘤（變硬的疾病＝寒涼）、卵巢囊腫（正常卵巢裡蓄積了透明分泌液）、子宮或卵巢癌（寒涼的疾病）。

另外，下腹部（下半身）變得寒涼時，原本下半身的血液和熱能都會上升，暈眩、喘不過氣、肩膀痠痛、噁心、咳嗽、排汗、焦躁、失眠等症狀也會出現，這些就是更年期障礙。此類婦女病，可用下列方法治療。

解決婦女病的具體對策

- **攝取能促進性荷爾蒙分泌、含有精胺酸的牛蒡。**
  牛蒡拌炒來吃或煮成味噌湯，每天食用。
- **常吃黑豆煮紅糖。**
  黑豆在中醫裡對於腎虛很有效，治療婦女病也很有效果。

- **用蘿蔔葉煮味噌湯，多多食用。**

  蘿蔔葉有助於血液循環，能夠消除「血瘀」，對婦女病也有效。

- **薑母紅茶**（第120頁）**用薄荷糖**（紫蘇科）**取代原本的紅糖，一天喝3～4杯。對於暈眩很有效。**

- **濃一點的番茶，加入研磨過的黑芝麻鹽1小匙，一天喝4～5杯。**

  對緩解生理痛很有效，可在生理期的2～3天前開始飲用。

- **生理痛很嚴重的人，一天喝2次韭菜茶。**

  韭菜約20公克榨成汁，用乾淨的布包好將汁液擠到杯子裡，然後沖熱水，加入適量蜂蜜飲用。

- **下腹部用蒟蒻貼布熱敷。**

  先把3片蒟蒻放在熱水裡煮4分鐘，用乾毛巾包起來。一片敷在下腹部，另外兩片敷在腹部兩側下方。對於生理痛、子宮筋腫、卵巢囊腫很有效果。

  另外，也可以用烤鹽（第159頁）放在生理痛的部位溫暖局部，也能緩和痛苦。

- **每天洗完澡後，在下腹部敷生薑貼布。**

- **42℃左右的熱水放進臉盆進行足浴**（第133頁）**。**

實例 一個月，卵巢囊腫不見了！

——小型斷食為主的「體寒」治療法

　　E小姐（42歲），身高160公分，體重60公斤，下半身肥胖。

　　當她感到腹部有膨脹感及腰痛，便接受婦科檢查，發現左邊的卵巢有4×5公分的卵巢囊腫。

　　「先觀察一個月看看，若是囊腫變大的話，要立即動手術。就算沒有變大也是動手術比較好。」醫生這麼對她說。因為E小姐不想動手術，所以就來我的診所接受檢查。

　　經過觸診發現，肚臍以下的下腹部比起上腹部來說非常的冷。整體來看，她的臉小小的，卻有下半身肥胖的感覺，屬於典型的「西洋梨體型」。

　　我告訴她，「肚臍以下的身體冷冷的呢！腳一定常常浮腫吧？雙腳浮腫的原因是水分過多，下腹部的卵巢囊腫也是透明分泌液造成的。如果不想開刀的話，要避免攝取多餘的水分，尤其是冰冷的東西絕對不要喝，改喝薑母紅茶。

　　另外，每天大約要走一萬步，做半身浴或用生薑貼布敷在下腹部，尤其重要的是不要吃得過量。」

　　我給她的建議是，實施以胡蘿蔔・蘋果汁為主食的小型斷食。

　　依照建議進行的 E 小姐，一個月後重新到原先就醫的婦科接受超聲波檢查，驚奇的發現已看不到囊腫了。

　　E 小姐的卵巢囊腫消除是因為透過步行及半身浴溫暖，讓通往卵巢的血液循環得以改善，卵巢中的透明分泌液順利被血液吸收，最後變成尿液排出的緣故。

讓男人精力充沛‧
女人不再頻尿‧白髮‧掉髮
——別忽視生命力衰退的訊號！

隨著年齡增長，下半身、腰部的肌肉力量衰退，下半身變瘦、下半身寒涼、腰痛、膝痛、浮腫、勃起障礙、頻尿等徵狀，都是下半身衰退的顯示。另外，伴隨這些症狀出現的是，眼睛疲乏、老花眼、耳鳴、聽力減退、掉髮、頭髮變白等明顯的老化現象。

這些症狀在中醫裡被稱為「腎虛」。這裡的「腎」，指的是包含腎臟在內的泌尿器官或生殖器官的生命力。要改善腎虛，必須實施下列強化下半身的對策。

強化下半身的具體對策

- 每天食用牛蒡、胡蘿蔔、蓮藕、長蔥、洋蔥。
  人的下半身相當於植物的根部，請每天進食根菜類。多吃涼拌牛蒡或洋蔥沙拉（洋蔥和蘿蔔切片，混合裙帶菜，以醬油調味）。
- 尤其是山藥，對腎虛具有很好的療效，應多加攝取。

多吃山藥泥蕎麥麵、山藥飯、梅乾山藥（第178頁）等。

喜歡喝酒的人，可以在睡前喝30毫升左右的山芋酒，然後立刻就寢。

山芋酒的製法是山藥（或長芋）200公克自然晒乾切碎、砂糖（150公克）以及燒酒（1.8公升）放進廣口瓶，然後在陰涼處擺放3個月。

- 芝麻含有很多蛋白質、脂肪、維生素、礦物質等，有強壯強精作用，可多多攝取下列料理：

- 黑芝麻鹽（第169頁）撒在飯上一起吃。

- 每天吃芝麻蜂蜜（市面上販售的奶油狀芝麻糊加蜂蜜，以3：2的比例混合）。

- 適量的黑醋，加入約黑醋一半量的芝麻，放置1個月左右，每天喝2湯匙。

- 牡蠣盛產的季節時，多吃生蠔及牡蠣火鍋。

  牡蠣含有大量被譽為「性活力礦物質」的鋅。

- 多步行、多做屈膝運動（第142頁），鍛鍊下半身肌力。

- 為了改善下半身血液循環，泡完全身浴後，用溫水淋浴，稍微休息後再進行半身浴（第132頁）。

實例 「束腹暖暖包」保溫法，
讓長期的頻尿困擾迎刃而解

　　64歲的D小姐，原本就有體寒的問題。最近這一、兩年，特別是腰部及雙腳、大腿，然後頻尿現象漸漸變得嚴重，嚴重干擾了平日作息。因為每10分鐘左右就有尿意，可是一到廁所卻又排不出，即使排出來了，也是極少量。

　　雖然到醫院接受檢查，卻未在尿液中發現病菌，因此被診斷為神經性膀胱炎。醫生開了精神安定劑的處方，卻看不出什麼效果。

　　有天，她因為腹部及腰部非常冰冷不舒服，本能地在肚臍上下和腰椎兩側各敷一個暖暖包。如此一來，從肚子開始到全身都暖呼呼的，沒多久之後，重新體驗了暢快的排尿，身心都感到無比舒暢。

　　之後，D小姐不管什麼時候都圍著束腹，肚子一個、腰部一個，敷暖暖包也變成生活的一部分。從此睡眠、食慾和排泄都很順利，每天過著心情舒暢的生活。

　　她說之前身體狀況不佳時，體溫大概是35.6℃左右，現在則是將體溫保持在36.4℃左右。

　　小姐運用我的「束腹暖暖包」保溫法，以及讓身體溫暖起來的「基本餐」和生活對策，發揮了很好的成效。

香港腳
──「水分」是主要病因

香港腳❶是受真菌感染的一種癬類皮膚病。多半發生在腳趾間（趾縫）等較易潮濕的部位。幾乎都是因為腳部「水分」過多而引起的。治療方式除了盡可能保持患部乾燥及清潔，下列的對策也很有效果。

擊退香港腳的具體對策

- 會使身體變得寒涼的水、茶、咖啡、清涼飲料等不要攝取過多。改喝薑母紅茶（第120頁）讓身體溫暖，促進排尿。
- 把一杯醋倒進臉盆，用熱水稀釋3～4倍，患部在裡面浸泡30分鐘左右。
- 患部洗淨擦乾後，把大蒜泥用紗布包好當做貼布貼上。幾分鐘後用水沖洗乾淨。

注❶ 日本稱為「水蟲」。

痔瘡
——寒涼和便祕是主因

　　痔瘡是因為肛門附近分布的靜脈血流瘀積而引起的，中醫稱為「血瘀」。除了局部性的寒涼或便祕外，原因還包括吃多、喝多、食用咖哩等刺激性食物或動物性食品攝取過多，以及長時間久坐導致肛門附近的血液循環不良，若是能夠改善飲食，並且為促進血液循環同時實行以下對策，就能減輕疼痛甚至痊癒。

痔瘡的具體對策

- 確實攝取海藻、豆類、玄米、芝麻、蔬菜等食物纖維豐富的食物，預防便祕。
- 充分攝取菠菜。
  菠菜能夠清潔淨化胃腸，改善便祕，並且能淨化血液，也具備止血功能，可加入黑芝麻每天食用。
- 生鮮果汁。
  用1.5條的胡蘿蔔（約300公克）、菠菜（約200公克）、鳳梨（約300公克）榨汁（3杯）飲用。
  鳳梨中含有蛋白質分解酵素的鳳梨酵素，能分解及消除造

成血液瘀滯的纖維素蛋白。菠菜當中也含有止血效果的維生素K。

- **葡萄或無花果有紓解便祕的作用，也有治療痔瘡的效果。** 在盛產期建議多多食用。此外，李子也有紓解便祕功效，李子或李子蜜餞都可經常食用。

- **進行以下的泡澡方式，改善血液循環：** 泡38～40℃的溫水浴15分鐘後，再泡42℃左右的熱水半身浴約5～10分鐘（第132頁）。此時若加上肛門收縮運動，效果更佳。 常泡能促進血液循環、改善痔瘡的蒜頭澡、無花果澡（第135頁）。 泡澡時用手指按摩患部10～20分鐘。

- **韭菜葉研磨後，將汁液塗在患部。**

失眠
——寒涼引起的「頭熱腳冷」是原因

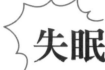

　　扣除咖啡因、天氣刺激、癢、疼痛、頻尿等原因外，失眠的人多數都有體寒症。

　　手腳冰冷違反了健康的大原則——「頭涼腳熱」。身體變成「頭熱腳冷」的狀態，血液上衝頭部，腦內充血會使腦神經無法休息，自然無法熟睡。能夠一覺睡到天亮的人，手腳絕對都是暖呼呼的。

　　建議進行下列對策，以獲得良好的睡眠。

一夜好眠的具體對策

- 從事健走等活動，充分使用肌肉。同時充分沐浴陽光。
- 睡前進行讓體溫上升的泡澡法。

　　為了得到良好的睡眠。睡前為讓體溫上升，建議可以採取下列泡澡方式：

　　泡37～39℃的溫水澡約20分鐘。如果喜歡喝酒的話，洗澡後，可以喝淡酒（不要喝啤酒，喝能使身體溫暖的紅酒或日本酒）。

- 手腳冰冷的手，在臉盆裡放一撮粗鹽，在42℃的熱水裡進行足浴或手浴。

- 活用有精神安定作用的紫蘇葉或生薑。

- 睡前喝紫蘇葉薑湯（第119頁）。

- 紫蘇葉切碎和長蔥一起加入熱味噌湯，睡前飲用。

- 睡前喝1～2杯紫蘇酒。

  紫蘇酒的釀製法是將100公克的紫蘇葉水洗後陰乾一天，之後放入乾淨的廣口釀酒瓶，加進200公克冰糖、酒精濃度35%以上的蒸餾酒（果實用酒）1.8公升，置於陰涼處3個月。

- 日本梅乾的果肉1～2個，用熱水攪拌後飲用。

壓力・焦慮・憂鬱・自律神經失調
——「氣寒」是主因

就如第一章說過的——壓力、焦慮、憂鬱、自律神經失調等精神疾病，氣溫過低或體溫偏低常是形成疾病的主因。

自律神經無法以意識控制，它是負責各器官、汗腺、血管的神經，由交感神經和副交感神經相互支配，實現對器官的精細運作。當這個指揮系統故障「失調」，會接連產生心悸、呼吸急促、腹瀉、便祕、排汗異常、顏面潮紅或蒼白等症狀。許多精神病狀都是從「氣寒」而來，所以如果按照以下方法讓體溫上升順利排汗的話，就能改善不適。

提升低落情緒的具體對策

- **一天飲用3次以上薑湯**（第116頁）**或是紫蘇葉薑湯**（第119頁）**。**

  紫蘇葉和生薑有「行氣」、「開鬱」的作用。

- **日常生活中多攝取加入紫蘇葉的味噌湯、紫蘇天婦羅等紫蘇葉料理；或醃漬生薑、紅薑、生薑切碎加入味噌湯的生**

薑料理。

● **睡前喝20～30cc生薑酒。**

生薑酒的製法是將100公克的生薑洗淨後拭乾水分，削皮
切成薄片，放入乾淨的廣口釀酒瓶，加進150公克冰糖、
酒精濃度35%以上的蒸餾酒（果實用酒）1.8公升，密封後置
於陰涼處浸泡3個月。用紗布過濾後飲用。

● **黑芝麻鹽**（第169頁）**撒在飯上面一起吃。**

黑芝麻含有豐富的鈣和卵磷脂，能強化腦部和神經的功
能，有安定神經的作用。

● **每天吃洋蔥沙拉**（用蘿蔔、裙帶菜做成，參考第78頁）**。**

洋蔥裡的維生素 B₁或烯丙基，具有安定神經的作用。

● **泡生薑澡或紫蘇葉澡**（第135頁）**的同時，也進行半身浴**（第
132頁）**或三溫暖**（第133頁）**來排汗改善「水中毒」、溫暖
身體。**

● **利用健走及其他運動來鍛鍊肌肉，提升體溫。**

● **投入自己有興趣的嗜好**，如卡拉OK等愉快的事物上，
能使體溫上升，促進腦部分泌快感荷爾蒙的 β -腦內啡
（endorphin）或血清素（Serotonin），能預防並改善精神疾
病。

濕疹・蕁麻疹・異位性皮膚炎
——主因多半是吃太多、喝太多、運動不足

　　皮膚病整體而言是體內的代謝廢物和水分經由皮膚排泄出來的現象。吃得過量、水分攝取過多、不運動的人容易罹患。因此，盡可能使體內的代謝廢物和水分順利排出，對治療皮膚的疾病而言十分重要。

皮膚病快速痊癒的對策

- 飲用紫蘇汁（第164頁）。
  紫蘇因為有解毒效果，一天分2～3次飲用，能促進代謝廢物排出體外。
- 每天攝取具有解毒作用、皮膚病妙方的牛蒡。
- 飲用香菇汁。
  香菇10公克用500毫升的水熬煮到剩一半的量，一天分3次溫熱著喝，能促進發疹即早治癒皮膚病。
- 薑湯（第116頁）裡加入3公克葛粉飲用，促進排汗。
- 枇杷葉或桃子葉加入洗澡水（第136頁）。

- 泡生薑澡、鹽巴澡（第135頁）的全身浴後，進行淋浴，然後再進行15～30分鐘的半身浴（第132頁）。

  如此一來，排出大量的汗能使皮膚病及早痊癒。泡完澡後要再淋浴。

- 牛蒡磨成泥加熱抹在紗布上，將紗布敷在濕疹、蕁麻疹的患部。

- 發癢部位如果覺得熱熱的，將小黃瓜泥抹在紗布上貼在患部。

  小黃瓜具有解毒作用和退熱作用。

- 用餐時確實咀嚼，只吃八分飽。

- 積極健走、運動、泡澡等。

實例 三個月，「異位性疾病肌膚」變柔嫩、減重八公斤！

　　28歲的U小姐，身高155公分，體重65公斤，有點肥胖，從小就被氣喘疾病所困擾。

　　進了中學後她罹患異位性皮膚炎，每年都愈來愈惡化，雖然試過類固醇療法、溫泉療法、免疫療法等各種治療方式，但是卻產生全身發紅、落屑（皮膚表皮的角質層剝落）的皮膚炎使皮膚變得粗糙。臉或脖子也出現金黃色的分泌物，因自卑而不想外出，25歲之後就整天待在家無所事事。但是，身體雖然沒什麼活動卻食慾旺盛，也喝很多飲料。

　　診察完後，我告訴U小姐：

　　「體內的代謝及水分，透過呼吸器官排出體外的就是氣喘；透過皮膚排出體外的則是異位性皮膚。少吃一點、多動一點！因為排泄或發汗不足的話，代謝廢物及水分就無法排出，這樣下去是無法痊癒的。即使是用藥物控制，也不過是抑制代謝廢物的排出而已。」

　　然後，我建議她進行下列的生活療法：

　　首先是飲食方面，早餐喝胡蘿蔔＆蘋果汁及薑母紅茶；午餐是蕎麥麵；晚餐避免陰性食品，以陽性食品的和食當主餐，且只吃八分飽。

生活方面，要她每天早晚各做40分鐘的健走運動，運動回家後，泡全身浴，然後進行20分鐘的半身浴。

U小姐確實地執行了上述療法，現在幾乎不太出汗的體質開始出汗，尿量也出乎意料得多，一個月內體重減了4公斤，3個月共減了8公斤。

期間雖然也因為全身皮膚分泌出濃臭液體而感到不安，但一心為了徹底痊癒而忍耐地執行，到了第三個月，乾燥粗糙的皮膚回復柔嫩。現在若是不細看，根本看不太出來曾經罹患異位性皮膚炎。

之後U小姐仍然持續這樣的生活習慣，原本會季節性發作的氣喘也不再犯了，從初診到現在超過一年，終於開始能享受和朋友外出的樂趣。

高血壓・腦出血・中風
——主因是水分過多、下半身衰弱及「體寒」

　　現在日本成年人的血壓可分類如表七。首先先確認自己屬於哪一範圍。

　　血壓偏高的原因主要有三項：

　　第一項，最廣為人知的原因——鹽分攝取過量。

表七　成年人血壓分類表

分類	收縮壓（mmHg） （最高血壓）	舒張壓（mmHg） （最低血壓）
理想血壓	<120	且<80
正常血壓	<130	且<85
正常偏高型血壓	130~139	或85~89
輕度高血壓	140~159	或90~99
中度高血壓	160~179	或100~109
重度高血壓	≧180	或≧110
單獨收縮性高血壓	≧140	且<90

＊收縮壓和舒張壓有各自會影響的疾病，所以當收縮壓及舒張壓落於不同期數時，採用較高期數的分類較適當。
『2000年版高血壓治療指引』（日本高血壓學會）

為什麼鹽分會使血壓上升？因為攝取的鹽分進入血液中，鹽有吸濕性，會從周圍的細胞大量吸收水分，而使得血液中水分的量（血液的全體量）變多，結果造成心臟推送血液的力道增強。水分攝取過多的人，也是同樣的原因而形成高血壓。

以前最廣為使用的降壓劑其實是利尿劑，西醫的用藥邏輯就是藉由尿液排出鹽分，從自然醫學觀點來看，利尿劑則是排除體內水分使血壓下降的藥物。

第二個原因是高膽固醇症引起動脈硬化——血管變得狹窄堅硬，血液流通變差使得血壓上升。這也有可能是因為攝取過多不需要的水分，導致體內（血管）變得寒涼，因而血管壁變窄而致使血壓上升。

第三是因為年齡增長，和身體的肌肉衰退也有關係。當肌肉發達時微血管也會增生，血流能像水管一樣暢通無阻。

然而，隨著年齡增長，下半身肌肉也會衰退，此時血液集中於上半身因而形成高血壓。血液若是集中於身體的最上面位置——腦部，當血管破裂時就會造成腦溢血（腦出血、腦中風）。

因此，預防和治療高血壓或腦中風的方式是防止下半身的肌肉力量衰退（寒涼）、排出多餘的鹽分和水分、以及避免高膽固醇致使血管變得狹窄等。

排出體內多餘水分、降低血壓的具體對策

- **每天吃洋蔥沙拉**（第78頁）

  洋蔥能強化下半身，擴張血管使血流暢通、血壓下降。

  裙帶菜含有降壓成分，豐富的食物纖維能阻礙腸壁內的脂肪吸收、發揮抗膽固醇作用。

  蘿蔔的維生素Ｐ能強化血管。

- **淺茶色洋蔥皮10公克放進鍋裡，和600毫升水一起同煮至一半，過濾後一天分數次飲用。**

  洋蔥皮的茶色色素（槲黃素）能發揮降壓效果。

- **控制肉、蛋、奶和奶油的攝取，多攝取魚貝類。**

  魚貝類含有EPA或DHA等不飽和脂肪酸、牛磺酸（胺基酸）能發揮降低血壓、抗血栓的作用。

- **納豆、味噌、醬油、起司等發酵食品中，含有稱為吡嗪（Pyrazine）的抗血栓物質，要積極攝取。**

- **生鮮果汁。**

  2條胡蘿蔔（約400公克）、2/3個蘋果（約200公克）、西洋芹約100公克榨成果汁（約2.5杯），每天飲用。

  胡蘿蔔、西洋芹、香芹等傘形科植物，含有抗血栓物質吡嗪；胡蘿蔔能強化下半身、溫暖身體。蘋果中豐富的鉀，具有能將鹽分和尿液一起排出的作用。

- 每天步行、做蹲立運動，鍛鍊下半身肌肉，讓血液流通下半身。
- 泡澡。

  泡37～40℃的溫水澡15～20分鐘。42℃以上的熱水澡，血壓可能會上升30mmHg，要格外小心。

  泡澡使身體溫暖，能在體內大量形成具有溶解血栓作用的纖維蛋白分解酵素(plasmin)。

低血壓
──陰性體質的症狀之一

　　一般來說，最高血壓值不到100mmHg時，就算是低血壓。低血壓的人新陳代謝差、體溫偏低，在中醫裡屬於陰性體質。陰性，換句話說，「寒涼」會造成全身血液循環不良，尤其是內耳的血液循環變差時，內耳耳蝸中的淋巴液（水分）積存過多（水中毒），會形成暈眩、耳鳴。這樣的人，請進行以下對策：

改善低血壓的具體對策

- **常吃能夠溫暖身體的食品**，如鹽、味噌、醬油、明太子、醃漬物、鹽鮭魚、佃煮❶等。
- **飲用梅醬番茶**（第121頁）、**醬油番茶**（第122頁）、**薑湯**（第116頁）。
- **確實攝取魚肉**（側面呈暗紅色的部位）**等顏色較深的食物。**
  另外，可以多吃含有豐富牛磺酸的蝦、蟹、魷魚、章魚、貝類等海鮮，能產生強心作用。
- **喜歡喝酒的人，要克制少喝啤酒和威士忌**（混水及冰塊），**要喝就喝溫熱的日本酒、紅酒、梅酒、紹興酒等。**

- 低血壓、暈眩、耳鳴（梅尼爾氏症候群；俗稱耳水不平衡），可以飲用中藥的苓桂朮甘湯。
  茯苓及白朮含有利尿作用，桂枝則有助於血液循環。
- 除了步行，還要積極鍛鍊肌肉讓體溫上升。
- 泡澡方面，先泡10分鐘42℃左右的熱水澡，或泡生薑澡、鹽巴澡（第135頁）等讓身體溫暖。

注❶ 以醬油跟砂糖長時間熬煮海鮮的一種料理法。

貧血
——紅血球不足引起的症狀

貧血就是體內的紅血球特別稀少的狀態。嚴格來說，是紅血球細胞濃度減少，或是血色素降低、血液稀薄的狀態。低血壓的人常會有昏沉、突然站起來就頭暈目眩的狀況，而被認為是「貧血」，但實際上這是因為低血壓導致通往腦部的血流不良而產生的「腦貧血」，和一般人所說的貧血並不相同。

不過，不管是貧血或低血壓，在中醫都屬於陰性疾病，所以處置方式大致相同。

改善貧血的具體對策

● **臉色蒼白的人，應多攝取紅色及黑色的食物。**
   顏色深的食物，富含造血原料——鐵。鐵質含量豐富的食物建議如下：
·**大量黑芝麻鹽**（第169頁）**拌飯。**
·**菠菜汆燙後用麻油炒來吃。**
·**食用紅肉**（如羊肉）**或魚肉中的紅色部位。**
·**飲用紅酒。**

‧羊栖菜（又稱鹿尾菜）含有高於菠菜十倍以上的鐵質，可以每天吃炒羊栖菜。

‧食用砂糖燉乾燥的李子（乾燥的李子放進鍋裡，用溫水浸泡使其吸水後，加入適量砂糖後以文火燉煮）。推薦因貧血而便祕的人食用。

●食用蜆味噌湯或把蜆和切碎的生薑一起炒來吃。
蜆含有造血作用的維生素 B_{12}。

●從事步行或啞鈴運動鍛鍊肌肉，避免鐵質流失。

胃炎‧胃潰瘍‧十二指腸潰瘍
──注意壓力引起的體寒

　　胃腸或十二指腸的疾病，常發生於體寒症（陰性體質）的人身上。

　　另外，壓力會造成副腎髓質分泌腎上腺素，也會使血管收縮、胃腸黏膜血液循環變差。換句話說，體溫過低時容易罹患潰瘍。

根治胃腸寒涼的具體對策

- 常喝梅醬番茶（第121頁）。

- 每天煮黑豆加紅糖來吃。

- 多攝取高麗菜。

  高麗菜含有抗潰瘍的維生素U（不過，加熱會被破壞），以及有止血作用的維生素K。可以用下列方式攝取它的營養。

- 生鮮果汁。

  胡蘿蔔2條（約400公克）、蘋果2/3個（約200公克）、高麗菜約100公克榨汁（2.5杯）飲用。

- **生吃高麗菜。**

  高麗菜切絲、淋上柴魚片和醬油，每餐食用。只吃這個雖
  然有效，但生吃蔬菜容易造成體寒，所以有此顧慮的人建
  議汆燙後再吃。

- **汆燙高麗菜。**

  大約200公克的高麗菜用榨汁機絞過後，放進鍋裡加熱（不
  用到沸騰），充分咀嚼食用。

- **每天喝紫蘇葉薑湯**（第119頁）。

- **泡42℃的熱水澡。**

  因為泡熱水澡會使胃液分泌變少，所以有改善潰瘍的效
  果。不過若是睡前入浴的話，為了消除壓力，水溫38～
  40℃是最適宜的。

  單純胃腸衰弱或胃下垂的人，為了促進胃液分泌，泡38～
  40℃的溫水澡比較好。

實例 十年的宿疾──胃潰瘍疼痛一掃而空！

　　上班族Ｓ先生42歲，身高173公分，體重58公斤，體型偏瘦，10年間一直有胃潰瘍。服用特效藥H_2受體拮抗劑的期間，症狀雖然減輕了，但一停止服藥，胸口下方就有悶痛及漲的感覺，因為沒有食慾而胖不起來。醫生診斷後，建議他用抗生藥物殺死幽門螺旋菌。

　　我在檢查時，發現Ｓ先生的腹部非常冰冷，特別是胃部的位置簡直像冰一樣。檢查中途，我讓他用自己的手摸著胸口下方，然後告訴他：

　　「胃部會這麼冷，是因為通往胃部的血流不順暢。血液負責把營養、氧氣、水、白血球、免疫物質輸送到全身各處，此處位置之所以寒涼，就是因為血液循環差，所以引起疾病是理所當然的。請你從今天開始就使用保暖束腹，並養成敷暖暖包的習慣。」

　　另外，我還建議他每天在熱味噌湯裡加入青海苔喝，以飲用紫蘇葉薑湯（第119頁）代替喝茶。

　　青海苔中對潰瘍有效的維生素U含量比高麗菜高了1000倍；紫蘇葉和生薑能溫暖胃部，使胃黏膜的血液循環順暢。通常造成潰瘍的主因是壓力，因此加入有助於「行氣開鬱」的紫蘇葉和生

薑，有很大的效用。

　　Ｓ先生依照我的建議進行，一星期後在沒有吃藥的情況下胃部的疼痛就消失了，2個月後體溫由35.9℃上升到36.5℃，到現在10年來令他痛苦不已的胃痛及胃漲等不適症狀，幾乎完全消失。

糖尿病
——下半身衰弱以致血糖值上升

糖尿病以現代醫學來說，是胰臟分泌的胰島素不足所引起的病症。但是，糖尿病因為尿液中含有糖，在中醫裡是屬於「下半身衰弱的疾病」。的確，診查糖尿病患者時，幾乎毫無例外，下半身全比上半身來得瘦、看起來較虛弱。

人的體溫有40％以上是肌肉燃燒糖分而產生的，而肌肉又有70％以上都長在下半身。所以一旦下半身瘦下來，糖分消耗量變少而積留在血液裡，就容易衍生出糖尿病。

為了防止這種狀況，必須**鍛鍊下半身的肌肉，燃燒糖分、讓糖分不要屯積在體內是很重要的。**

促進糖分燃燒的具體對策

- **每天吃炒羊栖菜、涼拌牛蒡、裙帶菜味噌湯。**
  攝取這些食物纖維豐富的食物，能防止血液內的糖分吸收，抑制血糖上升。

- **薑母紅茶**（第120頁）**裡加入紅糖，每天喝3杯以上。**
  生薑及紅糖含有能促進胰島素分泌的鋅，因為具有強壯、

溫暖身體的效果，能使糖分充分燃燒。最近也有很多研究
報告顯示，紅糖能使血糖值下降。

● **每天吃洋蔥和蘿蔔沙拉**（第78頁）。

洋蔥含有許多能使血糖值下降的激糖素(glucokinin)，裙帶菜
含有豐富的食物纖維。調味的醬油能夠溫暖身體有助於糖
分的燃燒。

● **每天多吃山藥。**

在中醫裡，認為「腎虛（下半身虛弱）」是糖尿病的主因。
要強壯下半身就要吃根菜類食物。尤其是山藥，在根菜類
中強化下半身的效果最佳。事實上，預防老化或對糖尿病
有效的八味地黃丸的主成分也是山藥。

● **喜歡喝酒的人，可以喝山藥酒**（第189頁）。

● **生鮮果汁。**

以2根胡蘿蔔（約400公克）、蘋果1/3個（約100公克）、
洋蔥約40公克榨汁（將近2杯）飲用。

● **健走。大約以每分鐘70～80公尺的「輕鬆速度」散步，
每天最少走20分鐘。**

健走的運動量即使不大，但肌肉也消耗了糖分。多走路也
能促進內臟血液循環以及胰臟機能。

● **泡42℃的熱水澡。**

泡熱水澡能使卡路里消耗量增加，以浸泡3分鐘，（浴缸
外）休息5分鐘為一循環，反覆3次。

實例 不用吃藥打針，五個月血糖回復正常指數！

　　J 先生（58歲），身高168公分，體重65公斤。幾年前的健康檢查都顯示「血糖過高」，但因為沒有任何症狀所以沒有就醫。但最近，他開始出現口乾舌燥、頻尿、體重減輕、倦怠、體力衰退等糖尿病特有的症狀，所以來到我的診所接受檢查。

　　幫他檢查後發現，他的空腹血糖值高達230mg/dl（正常值50～110mg/dl以下），2～3個月當中的血糖平均值HbAIC也高達10.5％（正常值4.3～5.8％），已是標準的糖尿病患者。

　　但是 J 先生對吃西藥，以及注射胰島素都有極大的抗拒。另外還提到「因為老覺得有倦怠感，為了保持體力我會勉強自己吃東西。」

　　於是我向他說明：「身體感到疲倦時，胃腸也很衰弱，勉強進食反而會造成腸胃的負擔，消化不良會導致身體狀況變得更糟。」我建議他先採取以「胡蘿蔔‧蘋果汁」為主的小型斷食法。然後「能用走的就盡可能多走路，泡全身澡後泡半身澡，讓身體保持溫暖、燃燒糖分。」

　　我建議 J 先生在基本餐的胡蘿蔔‧蘋果汁（第96頁）中加入30公克的洋蔥。並飲用1～2杯薑母紅茶當做早餐。中餐選擇山藥或裙帶菜蕎麥麵，並加上大量的蔥和七味粉。晚餐以和食為主。另

外，每餐可以蘿蔔、洋蔥切薄片後加上裙帶菜，製成沙拉後佐以醬油。

　　洋蔥有降血糖作用，裙帶菜能阻礙血液的糖分吸收效果。山藥、蘿蔔等根菜類則對下半身、腰部的寒涼、麻痺、精力及腎臟機能衰退等，糖尿病特有的下半身衰弱徵狀具有改善效果。

　　之後，Ｊ先生每個月回診一次，每次的血液檢查報告都顯示：體重每次降低一公斤左右、血糖平均值HbAIC每次下降約1.0％左右。五個月後，體重減至60公斤，HbAIC也降到5.5％，回復到正常值。初診時只有36.2℃的體溫，也上升至36.7℃。

　　在進行生活療法期間，雖然有時會有空腹感或感到口渴，但這種時候就喝加了紅糖的薑母紅茶，因此Ｊ先生對於這種飲食療法，並沒有任何感到痛苦或難以忍受的地方。

肝病（肝炎・肝硬化）
——胸口寒涼是肝病的症狀

西醫中常說「肝臟細胞是由蛋白質組成，所以肝病的人應該多攝取良性的動物性蛋白質。」可是，若是從人的牙齒構造來看，人類本來應該是草食性動物，並不需要刻意攝取蛋白質，攝取過量蛋白質反而會傷到肝臟。

患有肝病的人，肝臟位置的右上腹部到胸部一帶寒涼的人很多，這是肝臟血液循環不好的證明。因此，連暴露在空氣中20分左右就會死亡的肝炎病毒（A型、B型、C～G型）等脆弱病原體也能侵犯身體，脂肪也因燃燒不完全而變成脂肪肝。

減少肝臟的負擔，改善血液循環強化肝臟的方法如下：

治療肝病的具體對策

- **嚴守八分飽的少食主義。**
  光是吃得過量就會對肝臟造成負擔。吃得愈多，導致氨（阿摩尼亞）等有害物質大量產生，膽汁消化液為了解毒也被迫大量分泌。
- **多吃蜆。**

蜆富含能促進膽汁排泄及解毒的蛋胺酸、牛磺酸等，而且，也富含能夠提高肝臟機能的 B_{12}，對於強化肝臟最適合。建議每天食用加入蜆的味噌湯或蜆精。

蜆精的自製作法是：把800公克泡水吐砂後的蜆，和1000毫升的水一起放進鍋裡，用文火煮到湯汁剩一半時熄火，將蜆取出。

蜆湯用砂布過濾，每餐喝50毫升。如果放在密閉乾淨的瓶子並放進冰箱冷藏的話，可以保存好幾天。

另外，蛤蜊和蜆也同樣含有牛磺酸，所以也可以用蛤蜊煮味噌湯。其他還有蝦、螃蟹、魷魚、章魚、貝類、牡蠣等海鮮也含有牛磺酸，可以經常食用。

● 生鮮果汁。

以2條胡蘿蔔（約400公克）、1個蘋果（約300公克）、有強肝作用的高麗菜或西洋芹約100公克榨汁（3杯）飲用。

● 使用保暖束腹能讓肝臟溫暖，促進肝臟血液循環。

● 從右上腹部到胸口位置，一天敷1～2次生薑貼布（第144頁）。

只要改善肝臟的血液循環，肝病就能早日痊癒。

膀胱炎・腎盂炎
——下半身寒涼是主因

　　形成膀胱炎的主要原因是肛門附近的大腸菌逆行尿道，向上傳染到膀胱而引起的。西醫都是提出要多喝水讓尿量增加，才能洗淨病原菌。這種說法應該只對了一半。

　　因為，觸診膀胱炎病患的腹部時，多數的人肚臍下方都有寒涼現象，這是因為膀胱的血液循環不佳，導致供應給膀胱吞噬病菌的白血球量也不足，因此無法防止病菌入侵，所以容易引起膀胱炎。因反復發作而攝取過多水分，也有可能使身體變寒涼因而引起更嚴重的毛病。

　　至於腎盂炎也是病菌從膀胱往上跑到腎臟出口引起的病症，處置方式也和膀胱炎相同。

　　治療膀胱炎和腎盂炎最重要的關鍵是，促進排尿以及溫暖腰部以下的身體，改善腎臟、泌尿器官的血液循環。

改善腎臟、泌尿系統疾病的具體對策

● 一天喝5～6杯薑母紅茶（第120頁），以溫暖身體、促進排尿。

- 一天食用2次煮紅豆（第169頁）。
- 多吃有利尿作用的小黃瓜。

  不過，小黃瓜因為原產地是在南方（印度），會使身體寒涼，為了彌補這項缺點，用米糠醬醃過比較好。
- 燉有利尿作用的萵苣湯飲用。

  600毫升的水和300公克的萵苣葉放入鍋中，用文火煮到水剩一半，用紗布或乾淨的抹布過濾後，一天分成3次溫熱飲用。
- 泡半身浴（第132頁）。
- 在下腹部敷生薑貼布（第144頁）。

痛風
——體溫過低引起腳拇趾的劇痛

細胞核酸的構成成分嘌呤（俗稱「普林」）在人體中代謝的最終產物是尿酸，當尿酸合成量過多或是排泄受阻時，會沉積在腳拇趾關節或其他器官中，因而引起發炎疼痛，也就是所謂的痛風。肉類、內臟、啤酒都含有很多嘌呤，因此痛風常發生在美食主義者及喜好杯中物的人身上。

痛風常發生的拇趾一帶的體溫只有27〜8℃，是全身體溫最低的地方，所以尿酸會先沉積在這裡引起痛風，所以痛風也是「寒涼」的疾病。

治療痛風的有效對策

● 菠菜促進尿酸分解和排泄，可以涼拌芝麻每天食用。
● 生鮮果汁。
　以2條胡蘿蔔（約400公克）、1個蘋果（約300公克）、西洋芹或小黃瓜約100公克榨汁（3杯）每天飲用。
　西洋芹可以溶解血管、腎臟中沉積的尿酸沉澱物；小黃瓜能使排尿順暢。

- **高麗菜和裙帶菜沙拉淋黑醋食用。**

  高麗菜及裙帶菜可以使尿液傾向鹼性，促進尿酸排泄。黑醋也有助於尿酸排泄。

- **健走。**慢速健走（每分鐘60公尺左右的速度）一天走30分鐘以上，一星期走3天。

  體內的能量代謝亢進時也會產生大量尿酸，因為走太快會使能量代謝過快，所以可以走慢一點。

- **一天一次足浴**（第133頁）**溫熱腳部，改善腳部血液循環。**

- **泡完全身澡後再泡半身浴，透過充分排汗及排尿促進尿酸的排泄。**

- **若要預防痛風，可以生薑澡溫暖腳部，促進排汗排尿，以排泄尿酸。**

- **疼痛的部位敷高麗菜。**

  痛風發作時，高麗菜葉用熨斗燙平，葉片呈萎縮狀態時，重疊數片貼在患部，有止痛效果。

膽結石
——腹部寒涼，膽汁就容易凝固

　　膽結石從以前就常被說是「三Ｆ的人」易罹患的病。三Ｆ是指Fatty（太胖的人）、Forty（40歲以上的人）、Female（女性）。事實也是如此，女性大多下腹部容易寒涼，造成腹部內物體容易呈凝固狀態。

　　膽石是因為膽汁成分（膽固醇等）黏稠凝結而產生的，這和腹部寒涼有很大的關係。擔心自己有膽結石的人，為了使腹部溫暖、膽汁流通順暢，請試試以下的生活療法：

膽汁流通的具體對策

● 每天積極攝取蝦、螃蟹、魷魚、章魚、貝類、牡蠣等海鮮。

　　這類食物含有對膽汁流通順暢有幫助的牛磺酸。

● 生鮮果汁。

　　以2根胡蘿蔔（約400公克）、蘋果2/3個（約200公克）、西洋芹（約100公克）榨汁（將近2杯）飲用。

　　西洋芹有溶解膽石的作用，另外，在歐洲也有用1個檸檬

擠出汁後加1杯熱水，一天分成數次飲用的民間療法。

- **可以用梅醬番茶來緩和膽結石發作時的疼痛。**

  在茶杯裡放一顆梅子果肉，加入適量的生薑泥，沖熱番茶飲用。

- **使用保暖束腹避免肚子受寒。**

  盡可能在右上腹部使用暖暖包。建議用毛巾包裹暖暖包以免造成灼傷。

- **每天一洗完澡就在右上腹部貼上生薑貼布**（第144頁）。

腎臟病・尿道結石
——下腹部肌力弱的人容易引起的疾病

　　腎臟病簡單來說，也有分為扁桃腺腫大引起的腎炎、糖尿病引起的腎臟病，以及高血壓引起的腎臟病等許多種類。

　　無論是那一種原因，腎臟病都發生在肚臍以下肌力衰弱的人身上。因為這種人容易罹患位於下腹部器官的毛病，如腎臟病、尿道結石、前列腺的疾病等。所以預防和治療法也都是**從溫暖腹部、改善血液循環、增加排尿量方面著手。**

溫暖下腹部讓排尿順暢的具體對策

● 每天食用煮紅豆（第169頁）。

● 一天吃3次西瓜糖。吃的時候用小湯匙一匙一匙挖，加熱水飲用。

　　西瓜糖的作法是挖出西瓜的果肉，榨出果汁放進鍋裡，用文火邊煮邊攪拌以免燒焦，煮到成黏稠醬狀為止。完全冷卻後移到乾淨的瓶子裡放進冰箱冷藏可保存1年。

　　不僅西瓜，任何葫蘆科的植物都有利尿效果。但是葫蘆科的食品會使身體變得寒涼，所以要用這種方式煮過。

- 對腎臟病有療效的蠶豆皮煮成蠶豆汁，一天食用3次，每次1湯匙。

  蠶豆汁是將蠶豆皮100公克放進鍋中，加100公克紅糖，水1公升用文火煮到水剩一半為止，再用紗布過濾。

- 山藥和牛蒡能提高腎臟機能，所以可以每天食用山藥泥蕎麥麵、山藥飯、涼拌牛蒡等。

- 每天泡半身浴（第132頁）或足浴（第133頁）。

- 在腎臟部位（腰部）貼上生薑貼布（第144頁），每天換2～3次。

狹心症・心肌梗塞
——下半身衰弱而產生的疾病

狹心症是因為供給心肌養分的血管（冠狀動脈）硬化而變得狹窄，當心肌需要的血量增加（運動、勞動、用餐時或用餐後、壓力持續時），供給心肌的營養或氧氣不足，而產生胸部悶痛的感覺。

心肌梗塞就是供給心臟血液的冠狀動脈被血栓（血塊）塞住，血流無法順利供應養分及氧氣給心肌，以致引起心肌的壞死。通常疼痛會從胸骨下方到左胸部開始，但也有延伸到左肩、左手、額頭的情況。如果疼痛情況持續15分鐘以上，即有可能是心肌梗塞，應該要立即就醫。

一般人可能會認為，心臟輸送血液到全身，然後再將全身血液拉回心臟，但實際上心臟並沒有這種力量，血液的輸送回流，必須藉由肌肉（尤其是雙腿）的運動，藉著肌肉反復的收縮和放鬆，讓其中的血管隨之收縮、擴張，帶動血液的流通而協助心臟運作。

另外，正如腳底被稱之為「第二個心臟」一樣，從心臟輸送至全身的血液，以腳底為折返點繞行全身，所以健走能刺激腳底使血流暢通，也是加強心臟機能的一種方式。

預防和治療狹心症、心肌梗塞的具體對策

- **多攝取海鮮類食物。**

  肉、蛋、牛奶、奶油等歐美食品攝取過多會造成動脈硬化，盡量少吃。海鮮含有豐富的EPA、DHA等不飽合脂肪酸或牛磺酸，可以預防動脈硬化及血栓。

  尤其是牡蠣，含有豐富的牛磺酸，不僅能預防及改善血栓（心肌梗塞），也能強化心肌、防止冠狀動脈痙攣。

- **每天吃3～5顆蕎頭。**

  蕎頭、韭菜、大蒜、蔥類等食物，有助於擴張冠狀動脈、改善血液循環，也富含豐富的維生素 B₁，能夠強化心肌的運作。

- **蛋黃汁**（第125頁）**2天飲用一次**

- **生鮮果汁。**

  胡蘿蔔2條（約400公克）、蘋果2/3個（約200公克）、洋蔥約20公克榨汁（2.5杯）飲用。

- **健走。**以緩慢速度健走（每分鐘40公尺左右的速度開始），一次30分鐘，一星期3次。

癌症
——主因是寒涼、吃得過量、攝取過多歐美飲食

就像第一章說過的，癌症細胞的抗熱性差，相對來說當身體寒涼時就比較容易致癌，所以癌症的預防和治療法當中，讓體溫上升極為重要。

另外，也有許多研究報告指出，肥胖的老鼠也比瘦瘦的老鼠容易罹患癌症。所以我想肥胖的人癌症發生率也較高。防止吃得過多及肥胖，對於防癌及治療也是極為重要的。

而且，1960年之後的癌症變化來看，歐美飲食的代表——肉、蛋、奶、奶油攝取過多是癌症原因，可以說歐美化的飲食習慣成為癌症的一大禍首，所以以和食為主才是比較理想的飲食習慣。

預防、治療癌症的具體對策

● 一天只吃白天和晚上各一餐，早上是胡蘿蔔‧蘋果汁（第96頁）和薑母紅茶（第120頁）。

曾罹患癌症的人，或是擔心復發或移轉，建議用2條胡蘿蔔（約400公克）、1個蘋果（約300公克）、高麗菜約100公克

榨成汁（3杯），當成早餐來飲用。

● **主餐吃玄米**。也可吃白米加上黑芝麻鹽（第169頁），每口嚼50次以上。

● **副餐務必加上梅乾、蘿蔔泥、炒羊栖菜等，另外再加一、兩道蔬菜、豆類、海鮮類的小菜。**

● **在體力許可情況下，以健走、泡澡、三溫暖等方式讓身體溫熱。**

● **患部貼生薑貼布**（第144頁）。

● **投入有興趣的活動**，讓身體溫暖、保持愉快心情，以促進NK細胞（自然殺傷細胞）的活動力，對抗癌細胞。

實例 十年來，用「特殊溫熱療法」克服大腸癌！

　　S先生（50歲），身高156公分，體重75公斤，大約十年前左右，每天過度繁忙的工作下，有一天腰部產生劇痛，第二天一早竟然出現血便，到附近醫院檢查之後，發現罹患了大腸癌。

　　醫師告訴他，因為患部過大，無法用內視鏡取出，而且位置又偏下，必須裝人工肛門。但是「堅持不動手術」的S先生，自己閱讀各種自然療法，以自己的方式來治療。

　　他在每天的胡蘿蔔·蘋果汁裡加上蘆薈代替早餐，每天飲用3杯。午餐、晚餐則把紅豆加入玄米中當作主食仔細咀嚼進食，配菜是蔬菜、豆類、海藻為主，有時加上海鮮，徹底改變，只吃自然食品。

　　另外，他還每天散步一小時，每天做30分鐘以上可算是特殊溫熱法的遠紅外線三溫暖，腹部也持續進行溫炙法。我是S先生的家庭醫生，現在對他的健康狀態十分放心，當然沒有裝人工肛門的必要。

　　從被宣告罹患癌症至今經過10年以上的S先生，現在仍然持續著獨特療法，過著十分充實的日子。

國家圖書館出版品預行編目資料

排寒袪濕治百病 / 石原結實作；卓惠娟譯. -- 三版. --
新北市：野人文化出版：遠足文化發行, 2019.06
面；　公分. -- (野人家；49)
譯自：どんな病 も「　めれば治る！」
ISBN 978-986-384-358-0(平裝)
1.健康法 2.體溫

411.1　　　　　　　　　　　　　　　　108008667

排寒袪濕治百病

線上讀者回函專用 QR CODE，你的
寶貴意見，將是我們進步的最大動力。

野人文化
官方網頁

野人文化
讀者回函

野人家49

日本保健醫學權威
教你用體溫改善體質

排寒袪濕
治百病

*初版書名《治百病就靠體溫！連癌症都是》

作　者　石原結實
譯　者　卓惠娟

野人文化股份有限公司　　**讀書共和國出版集團**
社　　長　張瑩瑩　　　社　　　　　長　郭重興
總 編 輯　蔡麗真　　　發　　行　　人　曾大福
責任編輯　蔡麗真　　　業 務 平 臺 總 經 理　李雪麗
協力編輯　周天韻　　　業務平臺副總經理　李復民
專業校對　林昌榮　　　實 體 通 路 協 理　林詩富
行銷企劃　林麗紅　　　網路暨海外通路協理　張鑫峰
封面設計　周家瑤　　　特 販 通 路 協 理　陳綺瑩
內頁排版　洪素貞　　　印　　　　　務　黃禮賢、李孟儒

出　　版　野人文化股份有限公司
發　　行　遠足文化事業股份有限公司
　　　　　地址：231新北市新店區民權路108-2號9樓
　　　　　電話：（02）2218-1417　傳真：（02）8667-1065
　　　　　電子信箱：service@bookrep.com.tw
　　　　　網址：www.bookrep.com.tw
　　　　　郵撥帳號：19504465遠足文化事業股份有限公司
　　　　　客服專線：0800-221-029
法律顧問　華洋法律事務所　蘇文生律師
印　　製　成陽印刷股份有限公司
初　　版　2010年1月
二　　版　2014年7月
三 版 8 刷　2022年12月

野人文化
讀者回函卡

野人

書名
_____

姓 名 _____ □女 □男 年齡

地 址 _____

_____

電 話 _____ 手機 _____

Email

□同意 □不同意 收到野人文化新書電子報

學 歷 □國中(含以下) □高中職 □大專 □研究所以上
職 業 □生產/製造 □金融/商業 □傳播/廣告 □軍警/公務員
□教育/文化 □旅遊/運輸 □醫療/保健 □仲介/服務
□學生 □自由/家管 □其他

◆你從何處知道此書?
□書店:名稱 _____ □網路:名稱 _____
□量販店:名稱 _____ □其他 _____

◆你以何種方式購買本書?
□誠品書店 □誠品網路書店 □金石堂書店 □金石堂網路書店
□博客來網路書店 □其他 _____

◆你的閱讀習慣:
□親子教養 □文學 □翻譯小說 □日文小說 □華文小說 □藝術設計
□人文社科 □自然科學 □商業理財 □宗教哲學 □心理勵志
□休閒生活(旅遊、瘦身、美容、園藝等) □手工藝／DIY □飲食／食譜
□健康養生 □兩性 □圖文書／漫畫 □其他 _____

◆你對本書的評價:(請填代號,1. 非常滿意 2. 滿意 3. 尚可 4. 待改進)
書名 _____ 封面設計 _____ 版面編排 _____ 印刷 _____ 內容 _____
整體評價 _____

◆你對本書的建議:
_____
_____
_____
_____

野人文化部落格 http://yeren.pixnet.net/blog
野人文化粉絲專頁 http://www.facebook.com/yerenpublish

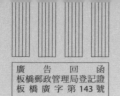

23141
新北市新店區民權路108-2號9樓
野人文化股份有限公司 收

野人

請沿線撕下對折寄回

野人

書號：0NFL6049